Hildegard
von Bingen

Bewährtes Heilwissen für
Gesundheit und Wohlbefinden

Hinweis

Dieses Buch wurde nach dem aktuellen Wissensstand sorgfältig erarbeitet. Dennoch erfolgen alle Angaben ohne Gewähr. Verlag und Autorin haften nicht für eventuelle Nachteile oder Schäden, die aus den im Buch gegebenen Hinweisen resultieren.
Die in diesem Buch enthaltenen Ratschläge ersetzen nicht die Untersuchung und Betreuung durch einen Arzt.

Emil-Hoffmann-Straße 1
D-50996 Köln
Texte: AMS Autoren- und Medienservice, Reute, unter Mitwirkung von Anett Röger, Annette Bauer, Katja Rußhardt, Christiane Schmid
Redaktionelle Bearbeitung und Realisation: Sylvia Winnewisser, Wiesbaden und K.Design, Wiesbaden
Gesamtherstellung: Naumann & Göbel Verlagsgesellschaft mbH

ISBN 978-3-625-13423-7
www.naumann-goebel.de

Hildegard

von Bingen

Bewährtes Heilwissen für Gesundheit und Wohlbefinden

Inhalt

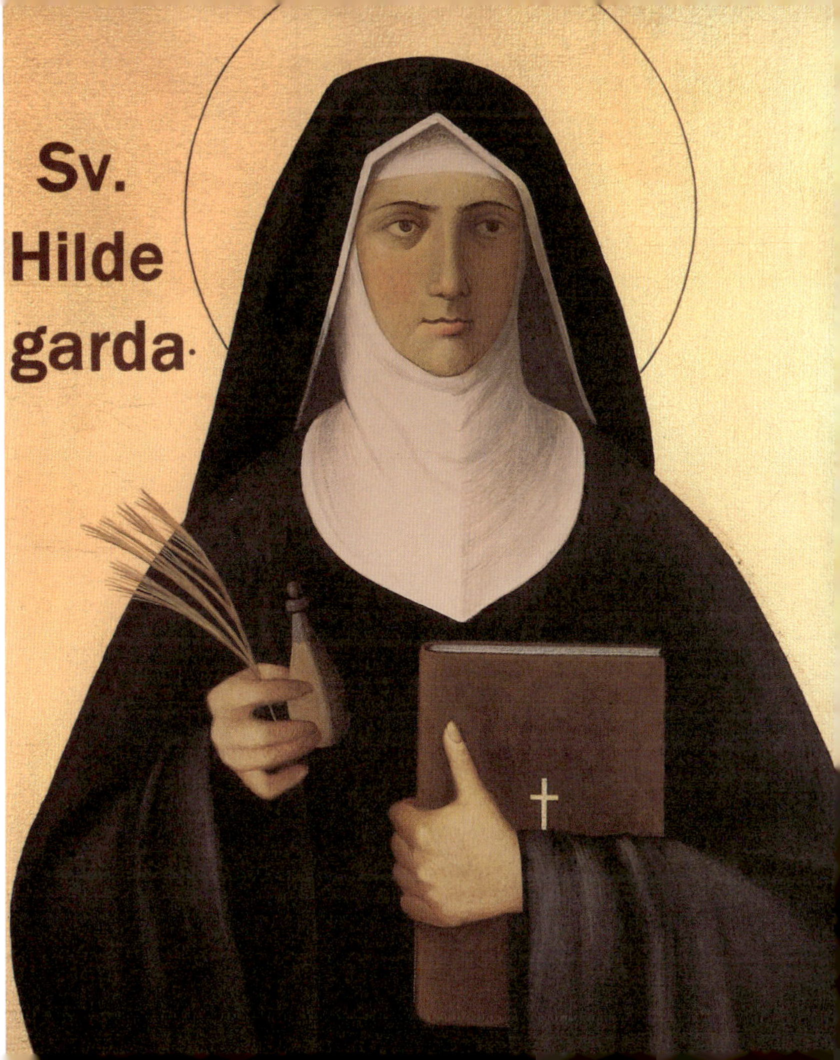
Sv.
Hilde
garda·

Leben und Werk der Hildegard von Bingen

Unter den Heilerinnen war Hildegard von Bingen (1098–1179), eine der großen Frauengestalten des Mittelalters, die bedeutendste Wegbereiterin der Klosterheilkunde. Als Tochter eines Grafen kam Hildegard in Bermersheim im Rheinhessischen 1098 zur Welt. Mit acht Jahren wurde sie in das in der Nähe von Bingen gelegene Kloster Disibodenberg geschickt. Hier hatte die Nonne Jutta von Sponheim eine Frauenklause für Mädchen eingerichtet, und Hildegard kam hier in die Obhut der von ihr bewunderten und verehrten Mentorin. Mit 16 Jahren entschied sich Hildegard, nach den Regeln des Benediktinerordens zu leben, und wurde Nonne. Nach dem Tod ihrer Lehrerin trat Hildegard im Alter von 38 Jahren deren Nachfolge an und stieg zur Äbtissin auf. Im Jahr 1147 gründete sie in der Nachbarschaft das Kloster Rupertsberg.

Als Äbtissin unterhielt Hildegard eine ungewöhnlich umfangreiche Korrespondenz mit dem Papst und mit Bischöfen, mit dem Kaiser und mit Fürsten, Äbten und Nonnen. Ihr Rat und ihr Zuspruch waren begehrt, eine Fülle von Anfragen aus vielen Ländern Europas erreichte sie. Etwa 300 Briefe Hildegards sind erhalten. Sie ermahnte ihre Briefpartner, ein gottgefälliges Leben zu führen, übte Kritik am Ordensleben, das vielerorts nur noch wenig mit Keuschheits- und Armutsgelübden zu tun hatte, und forderte die weltlichen und geistlichen Herren zur inneren Umkehr auf. Wie damals üblich unternahm Hildegard mehrere Predigtreisen, die sie in deutsche, französische und italienische Klöster führten. In ihren Werken schrieb sie über die Schöpfung, die Folgen des Sündenfalls und die Erlösung durch Jesus Christus. Sie veröffentlichte darüber hinaus Singspiele und Lieder und machte sich vor allem mit ihren medizinisch-heilkundlichen Büchern einen großen Namen.

Beim Volk, so steht zu vermuten, war Hildegard vor allem wegen ihrer heilkundlichen Fähigkeiten und ihrer nimmermüden Hilfe für die Armen und Kranken beliebt. Sie stand ganz in der Tradition mittelalterlicher Klostermedizin und der Vorschriften, die der heilige Benedikt in seiner Regel *(Regula Benedicti)* für die Sorge um Kranke formuliert hatte. Nach heutigen Vorstellungen kann man Hildegard am ehesten als

Naturheilkundlerin bezeichnen, die ihr immenses Wissen über die Wirkungskräfte der Natur in zwei Werken niedergeschrieben hat: der *Physica* („Naturkunde") und *Causae et curae* („Ursachen und Behandlung von Krankheiten"). In ihnen sind keine Behandlungsmethoden oder -techniken im modernen Sinn notiert, sondern konkrete Anleitungen zu einer gesunden Lebensordnung und -führung sowie die Kunde von der Heilung des Menschen. Sie schuf ein eigenständiges medizinisches Werk über die Heilkräfte in Pflanzen, Tieren, Edelsteinen und in den Elementen Feuer, Luft, Wasser und Erde. Hildegard selbst betonte immer wieder, dass sie ihre Kenntnisse und Anleitungen als göttliche Vision empfangen habe mit dem Auftrag, diese niederzuschreiben: „In der Natur sind starke Heilmittel verborgen, die niemand wissen kann, wenn sie einem nicht von Gott offenbart worden sind."

Faszinierend ist für uns vor allem das ganzheitliche Welt- und Menschenbild Hildegards, das sowohl in ihren religiösen als auch in ihren naturkundlichen Schriften zum Ausdruck kommt. In allem ist der Mensch unmittelbar mit den kosmischen Kräften verbunden; in ihrer Theorie bestehen psychosomatische Zusammenhänge zwischen seelischem und körperlichem Befinden. Krankheiten entstehen erst dann, wenn der Mensch nicht mit Gott und der Welt in Einklang ist – eine Sicht, die auch viele heutige Naturheilpraktiker mit Hildegard von Bingen teilen. Eine umfassende Heilung kann für Hildegard nur dann gelingen, wenn neben den therapeutischen Mitteln eine persönliche Hinwendung zum Kranken stattfindet, im christlichen Sinne der Barmherzigkeit.

Hildegard von Bingen war eine große Heilende, eine Heilkundige, wie es die „Kräuterfrauen" der keltischen und germanischen Frühzeit gewesen waren. Da sich ihre Heilerfolge oft nicht rational erklären ließen, wurden sie als eine Art Wunder betrachtet. Da Hildegard zugleich Prophetin des Wortes Gottes und Äbtissin war, galt ihr Heilwirken als göttliche Wundertätigkeit. Ohne diesen Hintergrund wäre sie wohl eher als Hexe gebrandmarkt worden wie so viele erfolgreiche Heilerinnen über Jahrhunderte, deren ungewöhnliche Heilerfolge sich die Kirche damals nicht erklären konnte und deshalb glaubte, der Teufel sei dabei im Spiel. Die schlimmsten Auswirkungen dieser Verurteilung nicht erklärbarer Heiltätigkeit zeigten sich später in den Hexenprozessen der Inquisition. Vielleicht mit ein Grund, dass Hildegards Verdienste so lange in Vergessenheit geraten waren.

Hildegard hatte noch weitere Fähigkeiten, die sie in die Nähe der „Kräuterfrauen“ (Hexen) rückte. Sie war eine Naturkundige, eine Naturforscherin, wie ihr naturkundliches Werk *Physica* belegt, und kannte sich bestens in der Tier- und Pflanzenwelt ihrer Heimat aus. Ihre Sicht der Natur ist dadurch geprägt, dass sie die gesamte Welt, den sogenannten Makrokosmos, in der Entsprechung zum menschlichen Körper betrachtete, den Hildegard in dieser Sicht als „kleine Welt“, als Mikrokosmos, bezeichnete.

Die gesamte Weltsicht einschließlich des Menschen und aller Lebewesen ist für Hildegard von Bingen von einer einheitlichen Kraft durchdrungen, der „heiligen Grünkraft“ *(sancta viriditas)*, die man in der heutigen Sprache als kosmische oder göttliche Energie bezeichnen würde. Als von Gott gegebene Kraft wirkt das „Grüne“ in allen Dingen, bei allen Lebensvorgängen. So wird etwa auch die Erzeugung eines neuen Menschen bei der Vereinigung von Mann und Frau dieser Grünkraft zugeschrieben. Generell gilt für Hildegard: „Aus lichtem Grün sind Himmel und Erde geschaffen und alle Schönheit der Welt.“ Man hat sich schon viele Gedanken gemacht, weshalb Hildegard das Grün als heilige Farbe wählte, obwohl das Grün

Seite 13:
Für Hildegard von Bingen war die gesamte Welt einschließlich aller Menschen und Lebewesen von der „heiligen Grünkraft“ durchdrungen.

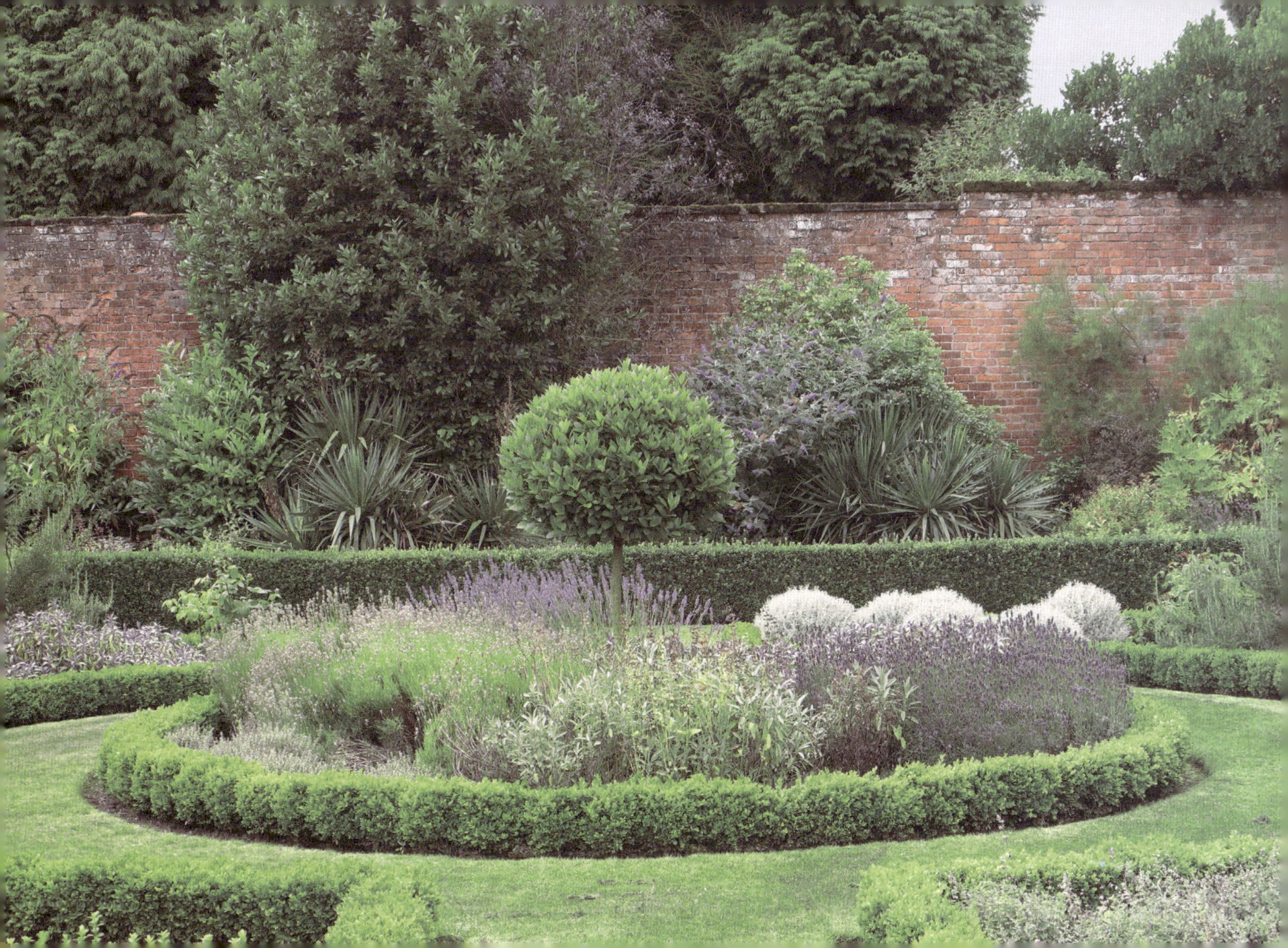

in der Tradition der heiligen Farben bis dahin nicht von Bedeutung war. Nahe liegt vielmehr, dass Hildegard, wenn sie hinaus in die Natur ging, überall dort, wo sich blühendes Leben zeigte, das Überwiegen des Grünen sah.

Hildegard stand und lebte ganz in der Natur, die sie als Gesamtheit auffasste und als deren Teil sie sich sah. Also ist auch das „Grün", das die Erde hervorbringt, in Hildegards Selbstverständnis zum Nutzen und zum Dienst am Menschen erschaffen. Hildegard spricht in ihrem naturkundlichen Werk vom unterschiedlichen Nutzen beziehungsweise von den verschiedenen Verwendungsmöglichkeiten bestimmter Pflanzen und Pflanzenteile. Gewisse Kräuter sollen zusammen mit Speisen gekocht werden. Gemeint sind damit Gewürzkräuter. Gewisse „luftige Kräuter" sind gut für die Verdauung des Menschen. Wenn er sie verzehrt, machen sie ihn fröhlich. Andere Kräuter hingegen sind „windig und trocken" und schwer verdaulich, sie machen den Menschen deshalb traurig, wenn er sie isst. Der Saft bestimmter unnützer Kräuter ist sogar giftig und kann dem Menschen den Tod bringen. Hildegard unterschied deutlich zwischen wilden und vom Menschen kultivierten und zwischen warmen und kalten Pflanzen.

Dies ist stets der erste Punkt ihrer Betrachtung. Als zweites Merkmal verwendet sie die Unterscheidung zwischen feucht und trocken. Zum Schluss des jeweiligen Kapitels ihrer „Naturkunde" *(Physica)* wird zu einer Pflanze ihre Bedeutung für die Heilkunde dargestellt, und es werden Gebrauchsanweisungen gemacht. Dabei ergeben sich die Verwendungen aus der Erklärung der pflanzlichen Eigenschaften, dem Mehr oder Weniger an Warm und Kalt, Feucht und Trocken. Manchmal werden auch regelrechte Rezepte gegeben.

Hildegards Schriften zur Heilkunde, gesammelt in *Causae et curae*, entstanden zwischen 1150 und 1160 und beginnen mit der Schöpfung, die auch die Verbundenheit von Körper und Seele erklärt. Es folgen der Bau des Kosmos und die Weltelemente. In Kapitel vier und fünf schließlich finden sich Abhandlungen über den gesunden und kranken Menschen sowie heilkundliche Methoden aus der traditionellen Klostermedizin. Auch Frauenbeschwerden und -erkrankungen werden in einer für das Mittelalter erstaunlichen Ausführlichkeit und Offenheit behandelt.

Hildegard hatte nach eigenem Bekunden seit ihrem dritten Lebensjahr Visionen, die sie „mit offenen Augen und im wa-

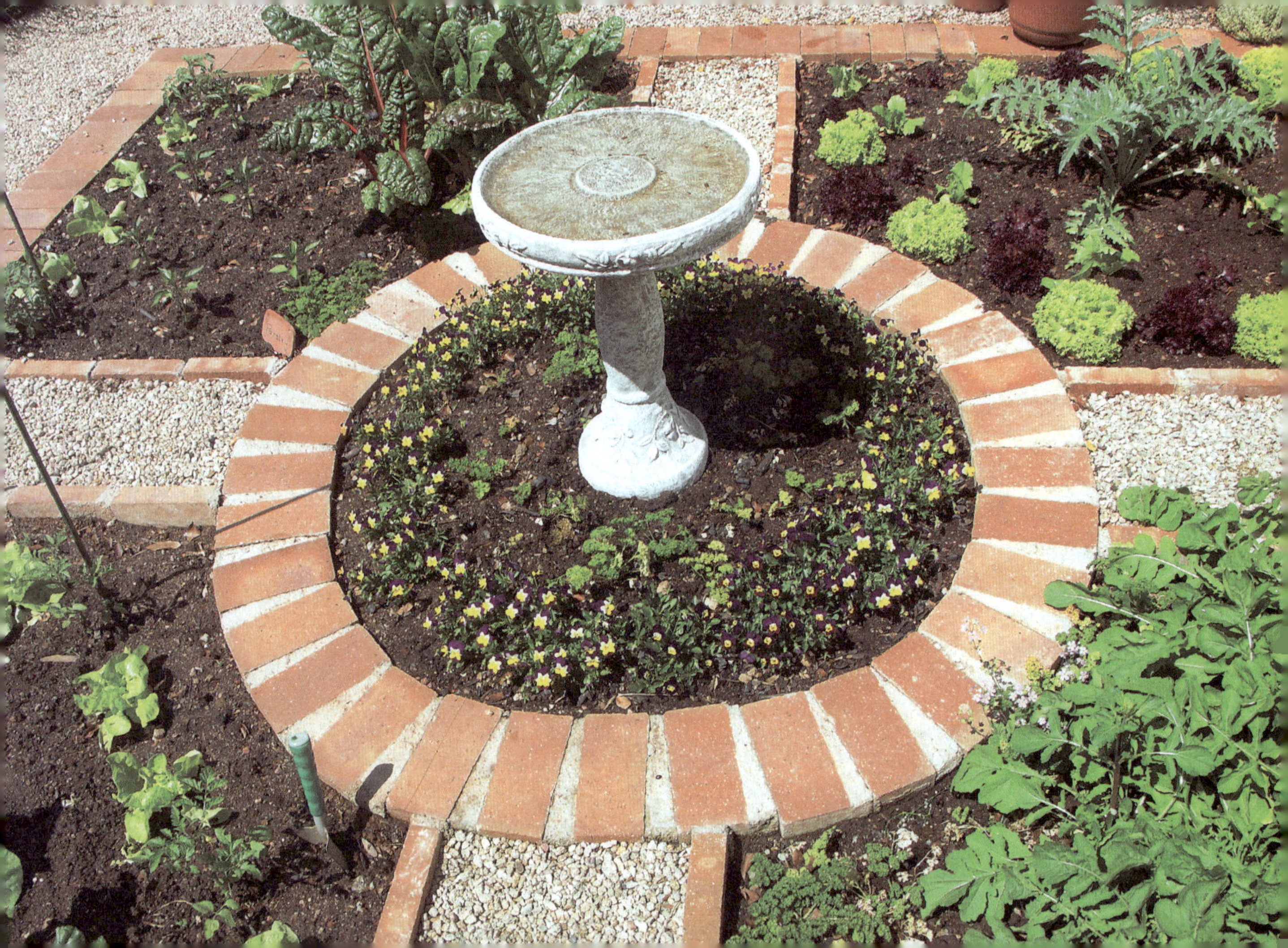

chen Zustand bei Tag und Nacht" erlebte. Ihre „Schau" hielt sie zunächst geheim, vertraute sich später aber ihrer Mentorin, der Nonne Jutta von Sponheim, und dem Mönch Volmar an. Kurz vor Vollendung ihres 40. Lebensjahrs hörte sie, erschrocken und zunächst verunsichert, eine innere Stimme, die sie dazu auffordert, alles Gesehene und Gehörte aufzuschreiben: „O gebrechlicher Mensch, Asche von Asche und Fäulnis von Fäulnis, sage und schreibe, was du siehst und hörst ...!" Von Zweifeln über ihre Sendung geplagt, bittet sie im Jahr 1147 auch Bernhard, Abt von Clairvaux, um Rat. Dieser veranlasst Papst Eugen III. auf der Synode zu Trier dazu, Kardinälen und Priestern Teile aus Hildegards erstem prophetischen Werk *Scivias seu visionum ac revelationum libri III* („Wisse die Wege des Herrn oder Drei Bücher Schauungen und Offenbarungen") vorzulesen. Nach sorgfältiger Prüfung bestätigte der Papst Hildegards Sehergabe und forderte sie auf, weitere Schriften zu verfassen.

Krankheiten gehören zum Schicksal des Menschen, der seit dem „Sündenfall" die Folgen seines Tuns auf sich nehmen muss. Auch wenn durch eine gute und gesunde Lebensführung Krankheiten vorgebeugt werden kann, hat menschliches Heilwissen seine Grenzen: „Ich bin der große Arzt für alles Siech-

Seite 16:
In Hildegards Werken wird auf den Nutzen und die unterschiedliche Verwendung von verschiedenen Kräutern und Pflanzen eingegangen.

tum und handle wie ein Arzt, wenn er den heilsbegierigen Kranken sieht", spricht Gottes Stimme in Hildegards theologischem Grundwerk *Scivias*, das zwischen 1141 und 1151 entstand. Die Heilung der Seele – das Heilwerden und die Befreiung von der Anbindung an das Naturgesetz von Ursache und Wirkung – bleibt letztlich dem Schöpfer vorbehalten. Doch alle seine Geschöpfe können gar nicht anders, als in andauernder Hinwendung zurückzustreben – zurück zu Gott und zum Heil.

Hildegards Texte wurden zwar größtenteils zu ihren Lebzeiten aufgeschrieben, in diesem Zeitraum jedoch bereits korrigiert, neu zusammengestellt und mit einzelnen Ratschlägen aus der mittelalterlichen Volksmedizin vermischt, wie beispielsweise dem Zusammenhang zwischen dem Stand des Mondes bei der Empfängnis und dem späteren Charakter des Menschen, die aus heutiger Sicht mehr als fragwürdig sind.

Die späteren Textausgaben von Hildegards Schriften vermitteln nicht immer Hildegards ursprüngliche Worte, doch wollen sie auch keine naturwissenschaftlichen beziehungsweise medizinischen Werke im heutigen Sinne sein. Sie sind Zeugnisse eines unruhigen Jahrhunderts und spiegeln die kosmische Verbundenheit einer außergewöhnlichen Frau wider.

Seite 19:
Hildegard von Bingen gründete das Kloster Eibingen bei Rüdesheim im 12. Jahrhundert. Sie selbst lebte im Kloster Rupertsberg bei Bingen.

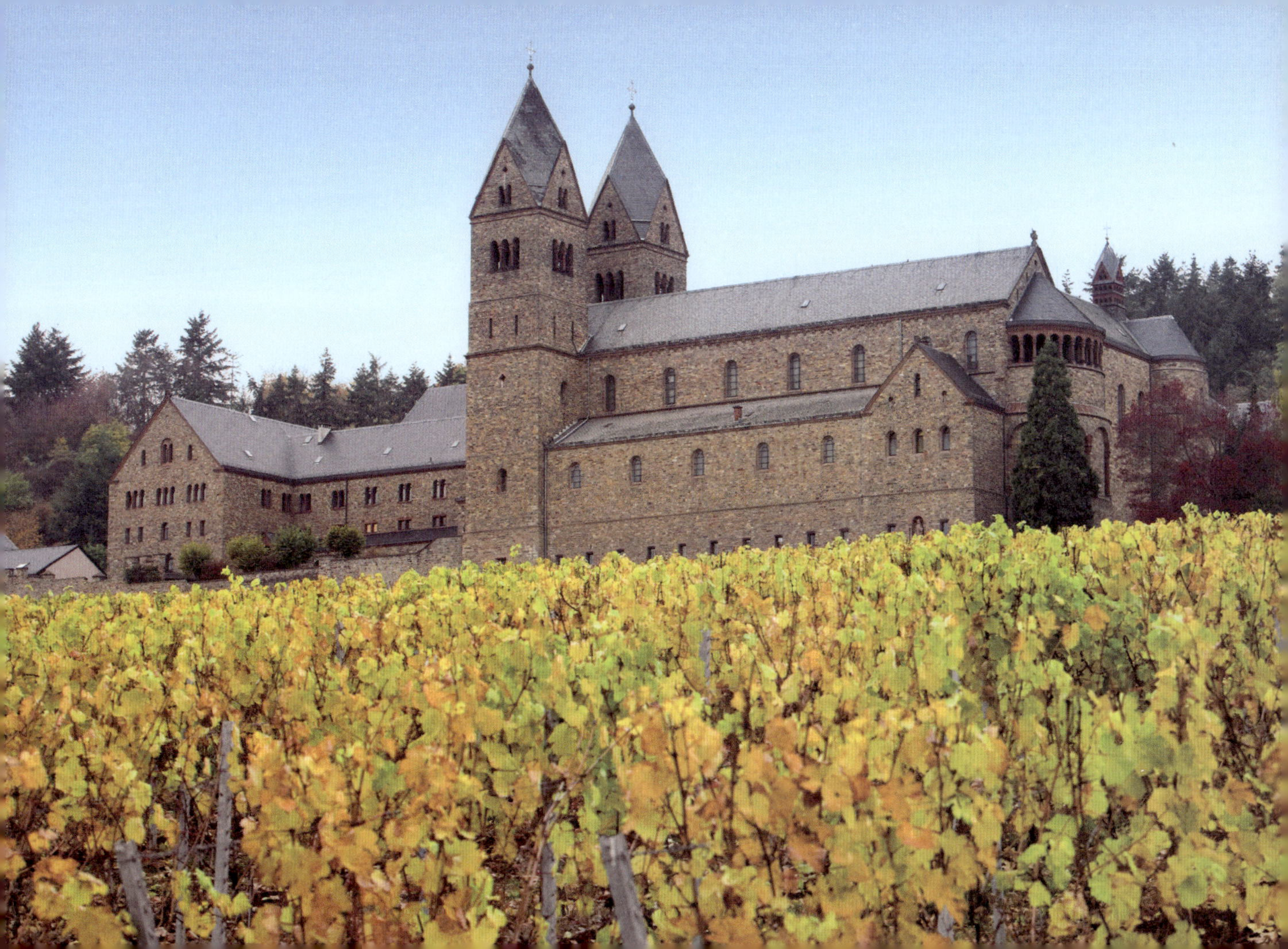

Hildegards Sicht – aktueller denn je

In unserer Zeit, in der sich immer mehr Menschen vom staatlich verordneten Gesundheitswesen mit zunehmenden Einschränkungen und darüber hinaus bei chronischen Erkrankungen von der dogmatischen Schulmedizin im Stich gelassen fühlen und sich auf die Natur zurückbesinnen, ist Hildegards Heilkunde mit Pflanzen und Kräutern aktueller denn je.

Zum einen ist dies eine Reaktion auf die Verwendung und Verordnung teurer chemisch-synthetischer Arzneimittel und dabei immer wieder auftauchender Nebenwirkungen und Folgeschäden, zum anderen ist es eine Absage an den geradezu unumstößlichen Glauben an die Allmacht der Technik und Apparatemedizin. Angesichts dieser Gegebenheiten interessieren sich immer mehr Menschen wieder für die therapeutisch nutzbaren Kräfte der Natur und kommen so zwangsläufig früher oder später auch auf die von Hildegard empfohlenen Pflanzen und Kräuter zurück.

Während man heute häufig dazu neigt, Beschwerden isoliert zu sehen und zu behandeln, betrachtet Hildegard immer den ganzen Menschen. Das bedeutet zum Beispiel, dass Kopfschmerzen nicht einfach nur wie heute mit einer Tablette schnell behandelt werden, sondern Hildegard fragt nach dem Warum und Woher. Hat der Schmerz nicht nur eine organische, sondern möglicherweise und vor allem eine seelische Ursache, die ebenfalls behandelt werden sollte?

Sieht die moderne Medizin den Patienten heute in erster Linie als Summe seiner Organe, die separat und isoliert behandelt werden, versteht Hildegard den Menschen als Einheit von Körper und Seele, verknüpft die Gesundung der Seele mit der des Körpers und umgekehrt. So gesehen ist die Pflanze nach Hildegards Auffassung nie allein Heilmittel auf natürlicher Basis, sondern sie ist in „Gottes großer Naturapotheke“ immer auch Träger göttlicher Kräfte.

Als wichtigste Heilmittel gelten bei Hildegard Pflanzen und eine maßvolle und ausgewogene Ernährung; umgekehrt führen schlechte Ernährungsgewohnheiten zu Erkrankungen. Diese ganzheitliche Betrachtung des Zusammenhangs zwischen Ernährung und Lebensführung und der Verweis auf die spiri-

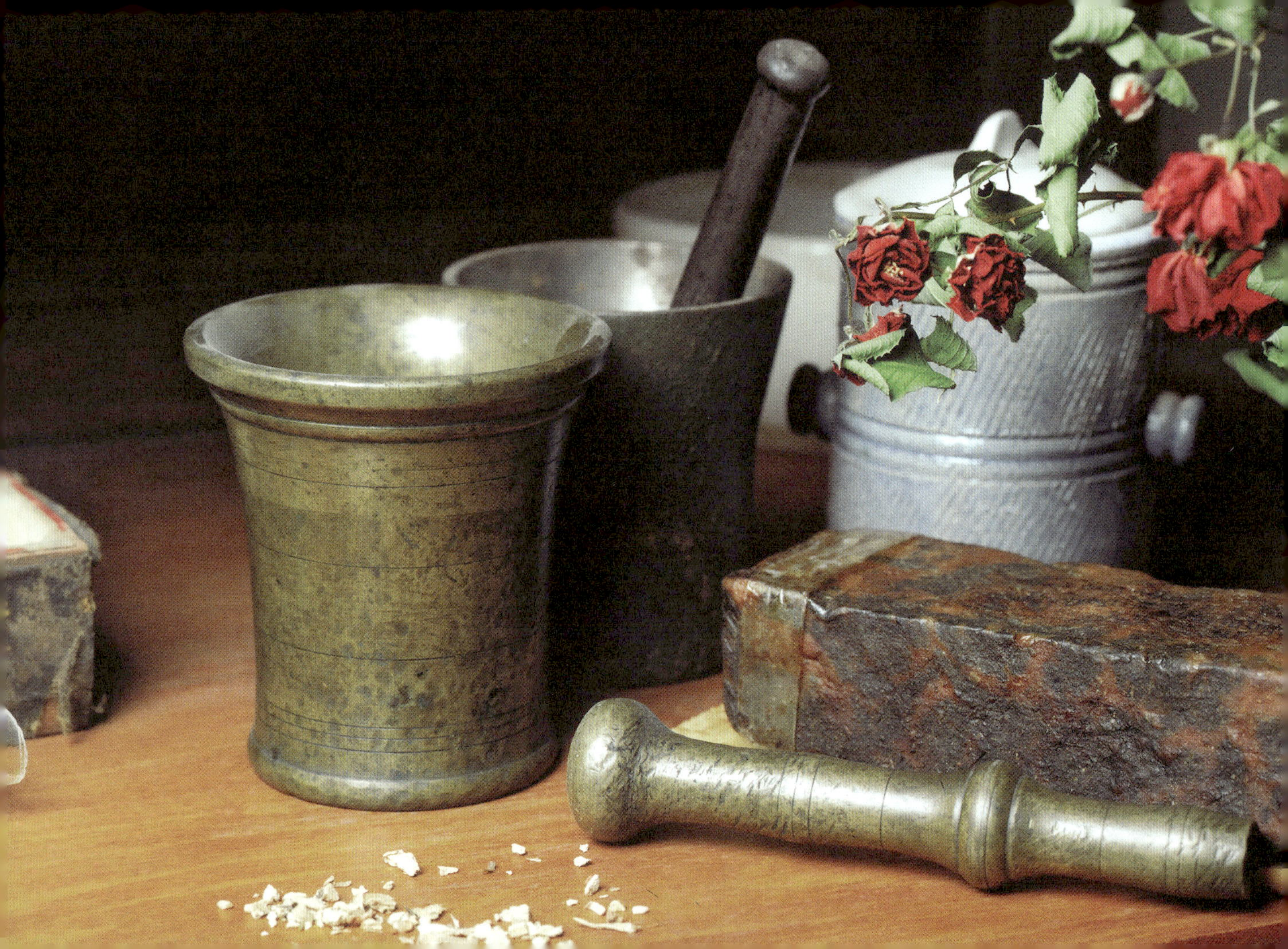

tuelle Dimension von Krankheit und Wohlbefinden sind es, die Hildegards Ernährungslehre heute für viele Menschen so attraktiv machen.

Es ist charakteristisch, dass Hildegard im Vorwort zum ersten Buch über die Heilkraft der Natur *(Physica)* auf die Beziehungen der Pflanzen zu den Menschen hinweist: „Bei der Erschaffung des Menschen aus Erde wurde eine andere Erde genommen, die den Menschen darstellt, und alle Elemente waren ihm untertan, und sie halfen ihm in allen seinen Bemühungen, und er half ihnen. Und die Erde spendete ihre Lebenskraft *(viriditas)* nach dem Geschlecht, nach der Natur, nach der Lebensweise und dem ganzen Verhalten des Menschen." In insgesamt neun Büchern und 513 Kapiteln stellt Hildegard ihren naturkundlichen Stoff in der *Physica* dar: Sie schreibt über die Pflanzen, Elemente, Bäume, Steine, Fische, Vögel, (Säuge-) Tiere, Reptilien und über den Ursprung der Metalle. Besonders bewandert ist Hildegard in der Botanik, der sie 293 Kapitel widmet, also über die Hälfte ihres Werkes.

Nach Hildegard gehören Krankheiten zum Schicksal des Menschen – als Folge des Sündenfalls und seiner autonomen Lebensweise, jenseits von Gott.

Kritiker von Hildegards Natur- und Ernährungslehre führen jedoch an, dass ihre Ratschläge nur zum Teil den Erkenntnissen der modernen Diätetik und Ernährungslehre entsprächen. Tatsächlich deckt sich ihre Einschätzung über die Heilkraft von Nahrungsmitteln nicht immer mit modernen Angaben zum Nährwert und Vitamingehalt. Viele der uns heute so selbstverständlich erscheinenden Grundnahrungsmittel waren zu Hildegards Lebzeiten in Mitteleuropa noch gar nicht bekannt, allen voran die Kartoffel, die erst im 16. Jahrhundert durch die Spanier aus der Neuen Welt eingeführt wurde – anfänglich als Zierpflanze für die botanischen Gärten Europas. Gemüsesorten wie Tomaten, Paprika, Auberginen und Importfrüchte, zum Beispiel Avocado und Kiwi, standen noch nicht auf dem Speisezettel unserer Vorfahren, sodass Hildegard ihre Wirkung nicht kommentieren konnte.

Hildegard hat ihre Erkenntnisse und Empfehlungen in lateinischer Sprache verfasst. Dies bringt eine gewisse Problematik mit sich – Hildegard selbst weist auf die Vieldeutigkeit dieser Sprache hin. Nur mit Sachkenntnis ist es möglich, sich die Pflanzenwelt Hildegards zu erschließen, ihre Stichworte und Leitmotive richtig zu interpretieren und ihre jeweilige Bedeutung zu verstehen. Dieses Buch möchte allen Interessierten die Arbeit erleichtern und stellt den wichtigsten Krankheiten und Pflanzen das jeweilige Originalzitat Hildegards zur Seite. Zugrunde gelegt wurde die Übersetzung von Dr. Marie-Louise Portmann aus Basel, die alle Handschriften gewissenhaft und auch kompetent berücksichtigte. Da es sich dabei um eine exakt wissenschaftliche Übersetzung handelt, tauchen natürlich auch Begriffe auf, die sich nicht so ohne Weiteres in den heutigen medizinischen Sprachgebrauch übertragen lassen.

Spricht Hildegard zum Beispiel von der „roten Lepra", so hat diese mit der uns bekannten Lepra wenig zu tun. Gemeint ist vielmehr ein Hautausschlag im Umfeld der Schuppenflechte (Psoriasis) anzusiedeln. Und da diese Übersetzung in der heutigen Zeit natürlich von Laien nicht ohne Probleme nachvollzogen werden kann, haben wir zu den Hildegard-Zitaten immer die heutigen Anwendungsformen hinzugefügt, wie sie engagierte Apotheker und Mediziner sehen, die sich seit vielen Jahren mit den Pflanzen und Kräutern Hildegards befassen.

Um einem möglichen Missverständnis vorzubeugen – das vorliegende Buch soll weder den Arzt ersetzen noch der ausschließlichen Selbstmedikation dienen. Vielmehr ist es in den meisten Fällen unerlässlich, den Arzt zu konsultieren, der in Zusammenarbeit mit einer Apotheke, die sich mit der Hildegard-Medizin beschäftigt, das entsprechende Präparat verschreibt und eine genaue Anwendung vorgibt. Die im Anwendungsbereich aufgezeigten Beispiele sollen daher dazu dienen, sich ausreichend zu informieren, um die entsprechenden Fachleute gezielt auf mögliche Therapien anzusprechen. Denn nur der Arzt kann im Krankheitsfall eine Diagnose stellen und darf entscheiden, ob die Extrakte bestimmter Heilpflanzen und, wenn ja, in welcher Zusammensetzung sie jeweils angewandt werden dürfen.

In denjenigen Fällen jedoch, in denen es um einfache Husten- oder Grippemittel geht, ist die Aufbereitung eines Tees oder Trankes unbedenklich. Denn dabei handelt es sich um Empfehlungen, die die Volksmedizin seit dem Mittelalter, teilweise schon aus der Antike, kannte. Hildegard hat dazu lediglich wertvolle Ergänzungs- und Interpretationsarbeit geleistet und die Erkenntnisse dieser Naturmedizin mit Details ihrer Gesamtschau des Menschen angereichert. Das kennzeichnet die Hildegard-Medizin, mit der schon viele Heilerfolge erzielt werden konnten.

Wer jedoch über einen langen Zeitraum bewusst und gegen jeden ärztlichen Rat Raubbau an seinem Körper betrieben hat, für den hält auch Hildegard kein „Wundermittel" bereit. Grundvoraussetzung ist daher eine radikale Umkehr und die Bereitschaft, besonnen und maßvoll zu leben, zum Beispiel die Ernährung langsam, aber konsequent umzustellen – vielleicht auf Dinkel, das bei Hildegard so hoch gepriesene Urkorn –, den eigenen Körper und sich selbst wieder besser kennenzulernen.

Hildegards ganzheitliche Heilkunde

Causae et curae – Hildegards großes heilkundliches Werk

Seite 29: Arzneien werden am besten in lichtundurchlässigen Gefäßen aufbewahrt.

Ihre große Heilkunde hat Hildegard unter dem Titel *Causae et curae* („Ursachen und Behandlungen von Krankheiten") verfasst. Entsprechend den fünf Sinnesorganen, deren gute Funktion die Voraussetzung für die Gesundheit ist, besteht dieses Werk über die Ursachen und Behandlungen von Krankheiten aus fünf Teilen. Im ersten Teil werden die großen Zusammenhänge von Mensch und Kosmos beschrieben, denn der „Mensch hat Himmel und Erde und alles, was geschaffen ist, in seiner Gestalt vereinigt, und alles liegt in ihm verborgen". Dazu gehört auch das harmonische Zusammenwirken des Menschen mit den vier Lebenselementen – Feuer, Luft, Wasser, Erde –, denn „die vier Elemente sind im Menschen und wirken in ihm". Hildegard beschreibt in diesem ersten Teil die kosmischen Einflüsse auf die menschliche Gesundheit – die meisten Krankhei-

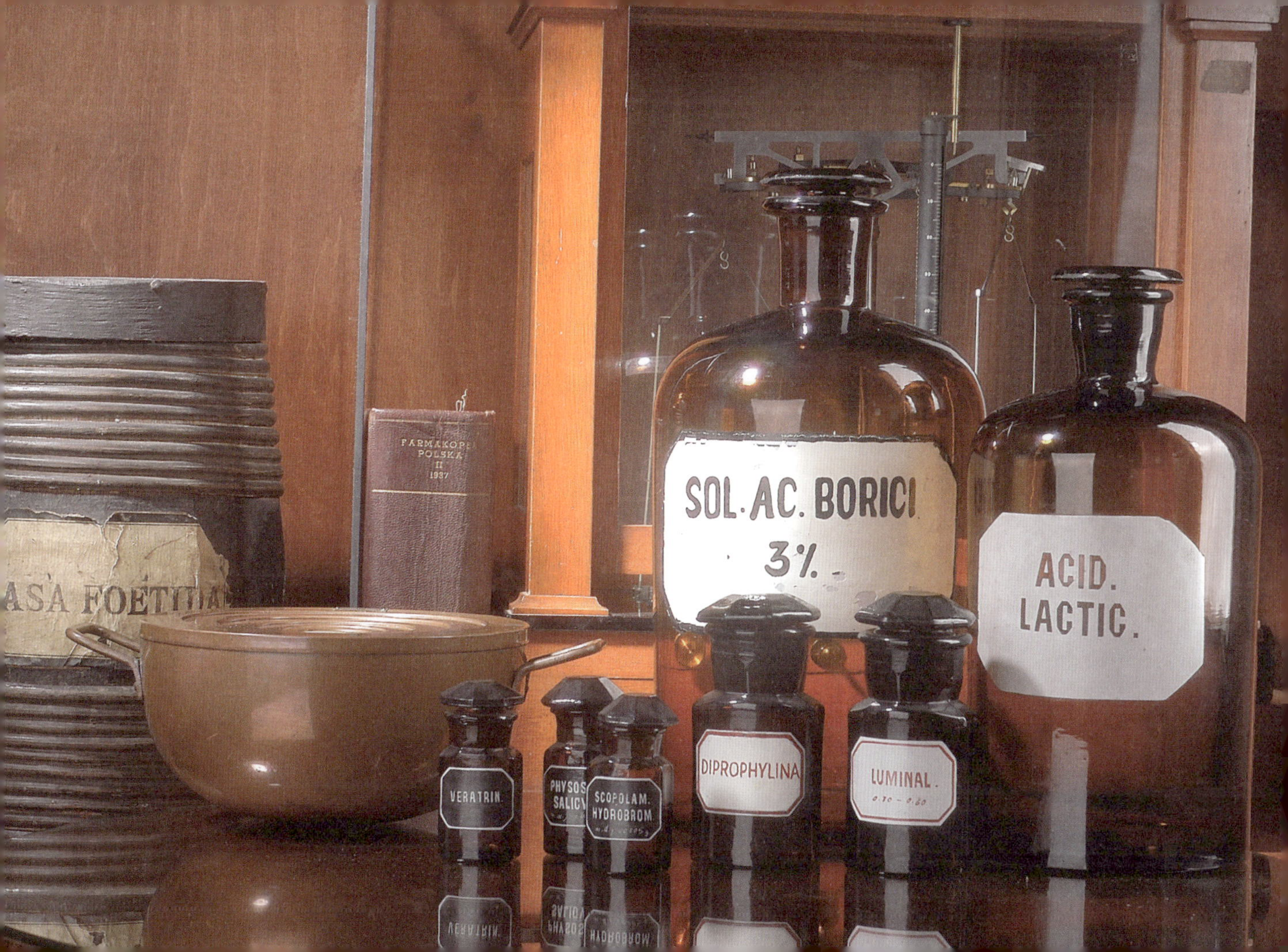
ASA FOETID
POLSKA
II
1937
SOL. AC. BORICI
3%
ACID.
LACTIC.
VERATRIN.
SCOPOLAM.
HYDROBROM
DIPROPHYLINA
LUMINAL.

ten fügt sich der Mensch jedoch selbst durch seine Lebensweise zu, weil er nicht das rechte Maß *(discretio)* in allen Dingen berücksichtigt. Wer aber Maß hält, zum Beispiel mit dem Essen und Trinken, wird einen gesunden Körper haben. Hildegard war überzeugt davon, dass sich Gott in jeden Heilungsprozess einschaltet, auch wenn man noch so hoffnungslos krank ist. Denn „durch Gottes Geist wird die minderwertige Art des Menschen in eine bessere verwandelt. So wird der Mensch ein anderer in seiner Natur, weil das, was himmlisch ist, das, was irdisch ist, überwindet und veredelt."

Im zweiten Teil dieser Heilkunde wird die Hildegard-Diagnostik von Kopf bis Fuß beschrieben. Hierzu gehören die Lehre von den vier Temperamenten, den vier Frauen- und Männertypen, die Säftelehre, Hinweise auf die Sexualität, Empfängnis und Geburt, die großen Ausleitungs- und Reinigungsverfahren – Aderlass, Schröpfen, Bäder und Brennen (im heutigen Sprachgebrauch „Moxibustion") – sowie diätetische Hinweise.

Im dritten Teil von *Causae et curae* beschreibt Hildegard den gesamten Therapiekanon: die großen Organkuren, die in der Lage sind, den Menschen von Grund auf von seinen Leiden zu befreien. Über diese Therapien sagt Hildegard, dass sie „von

Gott gewiesen sind und den Menschen von seinen Krankheiten befreien, oder Gott kann ihn noch nicht von seiner Krankheit befreien“. Gott lässt zum Beispiel keinen Menschen gesund werden, der seine Heilung blockiert oder sich selbst im Weg steht, weil er nicht bereit ist, die Ursachen, die seine Krankheiten ausgelöst haben, zu beseitigen. Dazu gehören vor allem die Maßlosigkeit beim Essen und Trinken sowie der Missbrauch von Sucht- und Genussmitteln wie Tabak, Alkohol, überflüssige beziehungsweise schädliche Medikamente und ihre Nebenwirkungen und anderes mehr.

Im vierten Teil werden die inneren Krankheiten beschrieben, zum Beispiel Rheuma, Koliken, Herz- und Leberbeschwerden sowie Schlafstörungen, mit ihren entsprechenden Heilmitteln. Einen großen Raum nehmen die Frauenkrankheiten ein, vor allem die Folgekrankheiten einer ausbleibenden Regel, und die Heilungsanweisungen, um die Menstruation wieder zu normalisieren.

Im fünften und letzten Teil von *Causae et curae* beschreibt Hildegard von Bingen die Kennzeichen der Gesundheit und die Vorzeichen der Krankheit, insbesondere die Anzeichen des nahenden Todes.

Jedes alte Naturheilverfahren kannte diese Prognosen, und auch bei Hildegard werden diese Anzeichen über den Ausgang einer Krankheit entsprechend beschrieben. Zusammenfassend lässt sich über Hildegard von Bingen als Heilerin sagen:

- Es zeugt von der Konsequenz ihres Denkens wie vom frappierenden Wirklichkeitssinn Hildegards, dass sie in ihrer anschaulichen Bildsprache als Aufgabe des Menschen in der Welt auch seine körperliche Befindlichkeit in gesunden wie kranken Tagen zu fassen sucht, seine Wirklichkeit im konkreten Alltag.
- Im natur- und heilkundlichen Schrifttum der Hildegard von Bingen liegt uns in seltener Geschlossenheit und beeindruckender Originalität eine umfassende Sicht vom gesunden und kranken Menschen vor. Hildegards Krankheitsauffassung wurzelt in der Welt des überlieferten Wissens der Antike, ihre Gesundheitslehre resultiert aus der Kraft christlichen Glaubens. Diese Wurzeln und Quellen prägen ihre Heilkunde und veranschaulichen sie zugleich.
- Hildegards Lehre ist stets ganzheitlich orientiert, indem sie den Menschen bei allem zeitlichen Verhaftetsein in der Welt vom Absoluten her sieht – in Beschreibungen von gro-

ßer Eindringlichkeit, die durchaus einer wissenschaftlichen Universalität moderner Prägung standzuhalten vermögen. Sie sieht den Menschen einerseits in seiner ganz konkreten Not, andererseits aber auch als Wesen, das sich selbst geheimnisvoll bleibt.

- Wie sich der kranke Mensch dem absoluten Anspruch stellen soll, hat Hildegard autobiografisch dargestellt und durch ihre Lehre dokumentiert. In ständiger kritischer Überprüfung ihrer Existenz und in lebenslanger ganzheitlicher Weltschau hat Hildegard es verstanden, die Frage des kranken Menschen nach dem Sinn des Leids zu beantworten. Für sie war Krankheit die Kernprobe der Lebensprüfung des Menschen, der – gedrückt von Krankheit und Leid – von Gottes Hand gehalten wird und in seiner Krankheit voll Hoffnung bleibt.

Nach der Lektüre von Hildegards Schriften rief schon damals Abt Rupert von Königsthal begeistert aus: „So etwas bringen die scharfsinnigen Professoren des Frankenreiches einfach nicht zustande. Die machen mit trockenem Herzen und aufgeblasenen Backen nur ein großes Geschrei und verlieren sich in Spitzfindigkeiten. Diese gottselige Frau aber, sie betont nur das

Eine, Notwendige. Sie schöpft aus ihrer inneren Fülle und gießt sie aus."

Durch Hildegard von Bingen erreicht die Heilkultur, die in diesem Buch dargestellt ist, den Menschen mitsamt seiner Welt, der Welt im weitesten Sinn – seiner Umwelt, Mitwelt, Arbeitswelt, Erlebniswelt. Es ist deshalb kein Zufall, dass Hildegards Perspektiven und Programme zur Überwindung von Krankheit, zur Erhaltung der Gesundheit und zur Lebensgestaltung von größter Aktualität sind und auch heute zunehmend mehr Menschen ihrem Rat und ihrer Hilfe folgen.

Die Lehre von den Elementen und den Körpersäften

Im Hinblick auf Hildegards Erklärung der körperlichen Verfassung des Menschen, seiner Gesundheit und seiner Krankheiten, spielen die vier Elemente Feuer, Luft, Wasser und Erde eine tragende Rolle. Hildegards Vorstellungen stammen aus der Überlieferung der antiken Vier-Elemente-Lehre. Diese Lehre wurde von den Kirchenvätern aufgenommen und prägte so die christliche Begriffswelt des Abendlandes. Man verstand die vier Elemente als Modifikationen des einen Weltstoffes mit allen Möglichkeiten des Übergangs ineinander und der beliebigen Mischung, was einen ständigen Energieaustausch ermöglicht. Ganz in diesem Sinn verstand auch Hildegard diese Elemente, „denn vom Feuer hat er (der Mensch) die Wärme, von der Luft den Atem, vom Wasser das Blut und von der Erde das Fleisch“. Auf ihre Ausführungen dazu soll im Folgenden näher eingegangen werden, da sie die Basis ihrer ganzheitlichen Heilkunde darstellen. So heißt es zu den Elementen einleitend:

Die Elemente und das Firmament

„Gott erschuf auch die Elemente der Welt. Diese sind auch im Menschen, und der Mensch wirkt mit ihnen. Sie sind das Feuer, die Luft, das Wasser und die Erde. Diese vier Elemente sind so eng miteinander verbunden, dass keines von einem anderen getrennt werden kann. Sie halten sich so fest zusammen, dass man sie das Firmament nennt.“ (*Causae et curae)*. Auch die folgenden Zitate dieses Kapitels stammen aus Hildegards Werk *Causae et curae* – „Ursachen und Behandlung von Krankheiten“, wenn nichts anderes vermerkt ist.

Für die einzelnen Elemente werden dann die Kräfte angegeben. So heißt es vom Feuer:

Die Kräfte des Feuers

„Als Gott die Welt erschuf, festigte er sie durch die vier Elemente, nämlich durch Feuer, Luft, Wasser und Erde, wie schon oben erwähnt wurde. Das Feuer, das Höchste am Firmament und unter den Elementen, besitzt fünf Kräfte, nämlich Hitze, Kälte, Feuchtigkeit, Luft und Bewegung, wie auch der Mensch über fünf Sinne verfügt. Das Feuer ist heiß, aber die Kälte widersteht ihm, damit seine Hitze sich nicht übermäßig ausbreiten kann. Das Wasser dient ihm dazu, dass sein Dampf aufsteigen kann. Durch die Luft wird es entfacht und durch die Bewegung dazu gebracht, dass seine Flamme aufleuchtet."

Der Luft werden vier Kräfte zugeschrieben. Sie sendet den Tau, bringt alles Grün hervor, lässt den Windhauch wehen, wodurch sie die Blumen wachsen lässt, und verbreitet die Wärme, wodurch sie alles reifen lässt. Außerdem belebt sie die Erde, die Pflanzen und die vernunftlosen Tiere.

Hier spiegelt sich die antike Vorstellung vom „Lebenshauch" wider, der allen Geschöpfen innewohnt, solange sie leben. Hildegard sagt, dass nach dem Tod der Tiere oder dem Absterben der Pflanzen dieser Hauch wieder in die allgemeine Luft zurückkehrt, sodass die Menge der Luft nie ab- oder zunimmt.

Seite 37:
Das Feuer besitzt nach Hildegard fünf Kräfte, nämlich Hitze, Kälte, Feuchtigkeit, Luft und Bewegung.

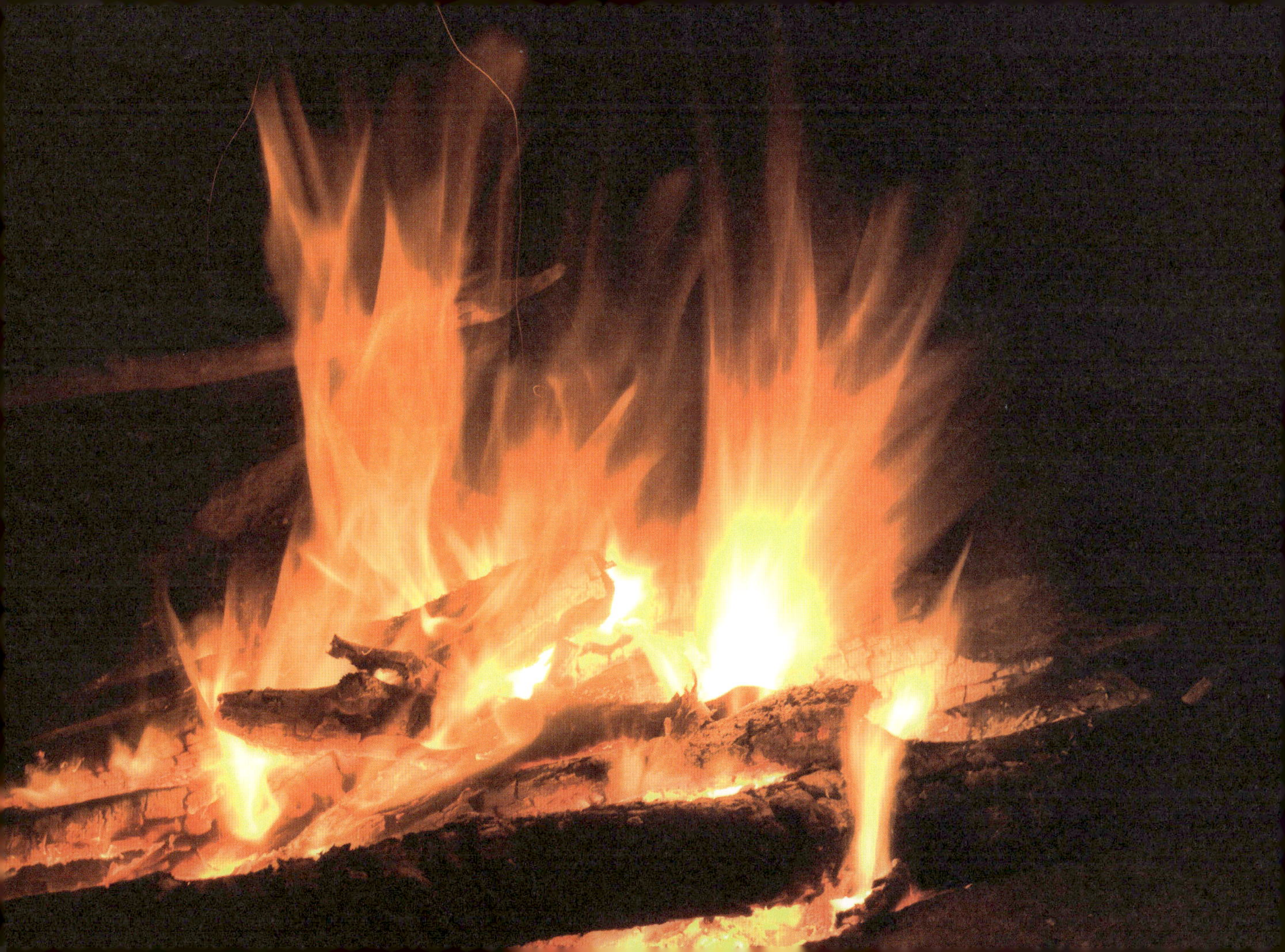

Die Seele des Menschen hingegen kommt nach ihrer Auffassung vom Himmel herab.

Die Kräfte der Seele

„Die Seele des Menschen, die vom Himmel herab von Gott in den Menschen kommt, ihn belebt und vernünftig macht, stirbt nicht, wenn sie den Menschen verlässt, sondern geht den Belohnungen für das Leben oder den Qualen ewiger Verdammnis entgegen, um ewig weiter zu leben."

Das Wasser besitzt die meisten Kräfte, nämlich 15.

Die Kräfte des Wassers

„Das Wasser besitzt 15 Kräfte, nämlich die Wärme, die Luft, die Feuchtigkeit, das Überfluten, die Geschwindigkeit, die Beweglichkeit; den Bäumen gibt es den Saft, den Früchten den Geschmack, den Pflanzen das Grün; alles ist voll von seiner Feuchtigkeit; es trägt Vögel, ernährt die Fische, lässt Tiere in seiner Wärme leben, hält die Reptilien in ihrem Schaum zurück und hält alles am Leben, so wie die Zehn Gebote und die fünf Bücher Moses' des Alten Testaments, die Gott alle zur geistigen Erkenntnis bestimmt hat. Denn aus lebendiger Quelle entspringen die Wasser, die allen Schmutz abwaschen. Das Wasser ist in jedem beweglichen Geschöpf leicht beweglich, und es ist auch die zündende Quelle allen Wachstums der unbeweglichen Geschöpfe."

Abschließend heißt es dann, dass das Wasser mit seinen Kräften alles erhellt und trägt. Da das Wasser eine sehr große Bedeutung hat, werden die verschiedenen Gewässerarten, zum Beispiel das Meer, die Flüsse, die Seen, die Bäche, das Moorwasser, und ihre Wirkungen von Hildegard genauestens beschrieben.

Der Erde werden sieben Kräfte zugeschrieben.

Die Kräfte der Erde

„Die Erde ist von Natur aus kalt. Sie hat sieben Kräfte; teilweise ist sie im Sommer kalt, im Winter warm, hat die Kraft, wachsen und welken zu lassen, in sich, bringt die Keime hervor, erhält die Lebewesen am Leben und trägt alles. So hat auch Gott an sechs Tagen gearbeitet und am siebenten geruht, als er alles, was er geschaffen hatte, dem Nutzen für den Menschen unterstellte. Die Erde ist im Sommer weiter unten kalt, weil dann die Sonne durch die Kraft ihrer Strahlen wachsen lässt, im Winter ist sie aber weiter unten warm, denn andernfalls würde sie infolge der starren Kräfte zerreißen. So lässt sie in der Wärme das Wachstum und in der Kälte die Erstarrung sichtbar werden ... Gott hat die Erde so angelegt, dass sie zur passenden Zeit keimen lässt und zur passenden Zeit mit dem Keimen aufhört, so wie auch der Mond zunimmt und abnimmt."

Der erste Mensch Adam wurde nach Hildegards Auffassung aus diesen vier Elementen folgendermaßen von Gott erschaffen:

Die Erschaffung Adams

„Als Gott den Menschen erschuf, wurde die Erde, aus der der Mensch geformt wurde, durch das Wasser zusammengeleimt, und Gott sandte in diese Gestalt den Lebenshauch aus Feuer und Luft. Weil die menschliche Gestalt aus Erde und Wasser war, wurde durch das Feuer dieses Lebenshauches die Erde zu Fleisch und durch seine Luft das Wasser, durch das die Erde zusammengeleimt wurde, zu Blut. Als Gott Adam erschuf, umstrahlte der Glanz der Göttlichkeit die Erdmasse, aus der er erschaffen wurde, und so zeigte sich diese Erde nach ihrer Formgebung äußerlich in den Konturen der Gliedmaßen, war aber im Innern hohl. Da schuf Gott auch im Innern aus derselben Erdmasse das Herz, die Leber, die Lunge, den Magen, die Eingeweide, das Gehirn, die Augen, die Zunge und seine übrigen inneren Organe. Als Gott den Lebenshauch hineinblies, wurde der Stoff, bestehend aus Knochen, Mark und Blutgefäßen, durch diesen Hauch gefestigt; er verteilte sich in dieser Masse so, wie ein Wurm in seine Behausung hineinkriecht und wie das Grün an einem Baum. Die Glieder wurden so gefestigt, wie sich auch das Silber ändert, wenn es der Schmied ins Feuer wirft. Und so hat der Lebenshauch seinen Sitz im Herzen. Dann wurden auch in derselben Masse das Fleisch und das Blut aus dem Feuer der Seele geschaffen."

Hildegard beschreibt dann auch noch genauer, wie die vier Elemente im Menschen wirken:

Die Elemente sind im Menschen

„Die Elemente sind, wie oben erwähnt, im Menschen, nämlich das Feuer, die Luft, die Erde und das Wasser, und sie wirken mit ihren Kräften in ihm und umkreisen ihn bei allem, was er tut, geschwind wie ein Rad mit seinen Rundungen. Das Feuer ist mit seinen fünf oben erwähnten Kräften im Hirn und im Mark des Menschen. Als der erste Mensch aus der Erde umgestaltet wurde, brannte ein rötliches Feuer durch die Macht Gottes in seinem Blut. So ist auch das Blut rot. Das Feuer äußert sich als Hitze beim Sehen, als Kälte beim Riechen, als Feuchtigkeit beim Schmecken, als Luft beim Hören und als Bewegung beim Tasten. Die Luft ist, wie oben erwähnt, mit ihren vier Kräften im Atem und in der Vernunft des Menschen. Sie leistet durch ihren lebendigen Hauch, der nichts anderes als die Seele ist, im Menschen ihren Dienst, weil sie ihn trägt, und sie ist der Flügel seines Fluges, wenn der Mensch den Atem in sich zieht und ausstößt, dass er leben kann. Die Seele ist das Feuer, das den ganzen Körper durchdringt und den Menschen belebt. Auch zündet die Luft das Feuer an, und das Feuer brennt durch die Luft in allem. Die Luft äußert sich, wenn sie den Tau aussendet, das Wachstum anregt, den Wind bewegt und der Mensch sich durch Wärmeeinwirkung ausdehnt. Das Wasser mit seinen 15 oben erwähnten Kräften ist in der Feuchtigkeit und im Blut des Menschen enthalten."

Vom Blut wird dann gesagt, dass es die Feuchtigkeit im Menschen bewirkt und die Lebenskraft frisch erhält. Auch das Fleisch wird mit Blut durchtränkt, damit es fortbestehen kann. Das Element Wasser bewirkt im Blut des Menschen seine Wärme. Und auch die Erde mit ihren sieben Kräften wirkt im Menschen im Fleisch und in den Knochen. Das Fleisch des Menschen kommt von der Erde und besitzt eine kalte Feuchtigkeit, es wird aber vom Blut erwärmt. Wenn es nicht erwärmt würde, würde es wieder wie einst vor der Erschaffung des Menschen zu Lehm werden. Ganz konkret heißt es noch einmal zu den Aufgaben der Elemente im Menschen:

„Feuer, Luft, Wasser und Erde sind im Menschen, und aus ihnen besteht er. Denn vom Feuer hat er die Wärme, von der Luft den Atem, vom Wasser das Blut und von der Erde das Fleisch ... Wenn die Elemente im Menschen geordnet wirken, erhalten sie ihn ebenso und machen ihn gesund. Wenn sie aber in ihm nicht harmonisieren, machen sie ihn krank und bringen ihn um. Wenn die Verbindungen der Säfte, die von der Wärme, der Feuchtigkeit, vom Blut und vom Fleisch stammen und im Menschen vorhanden sind, in Ruhe und der richtigen Mischung in ihm wirken, bringen sie die Gesundheit mit sich.

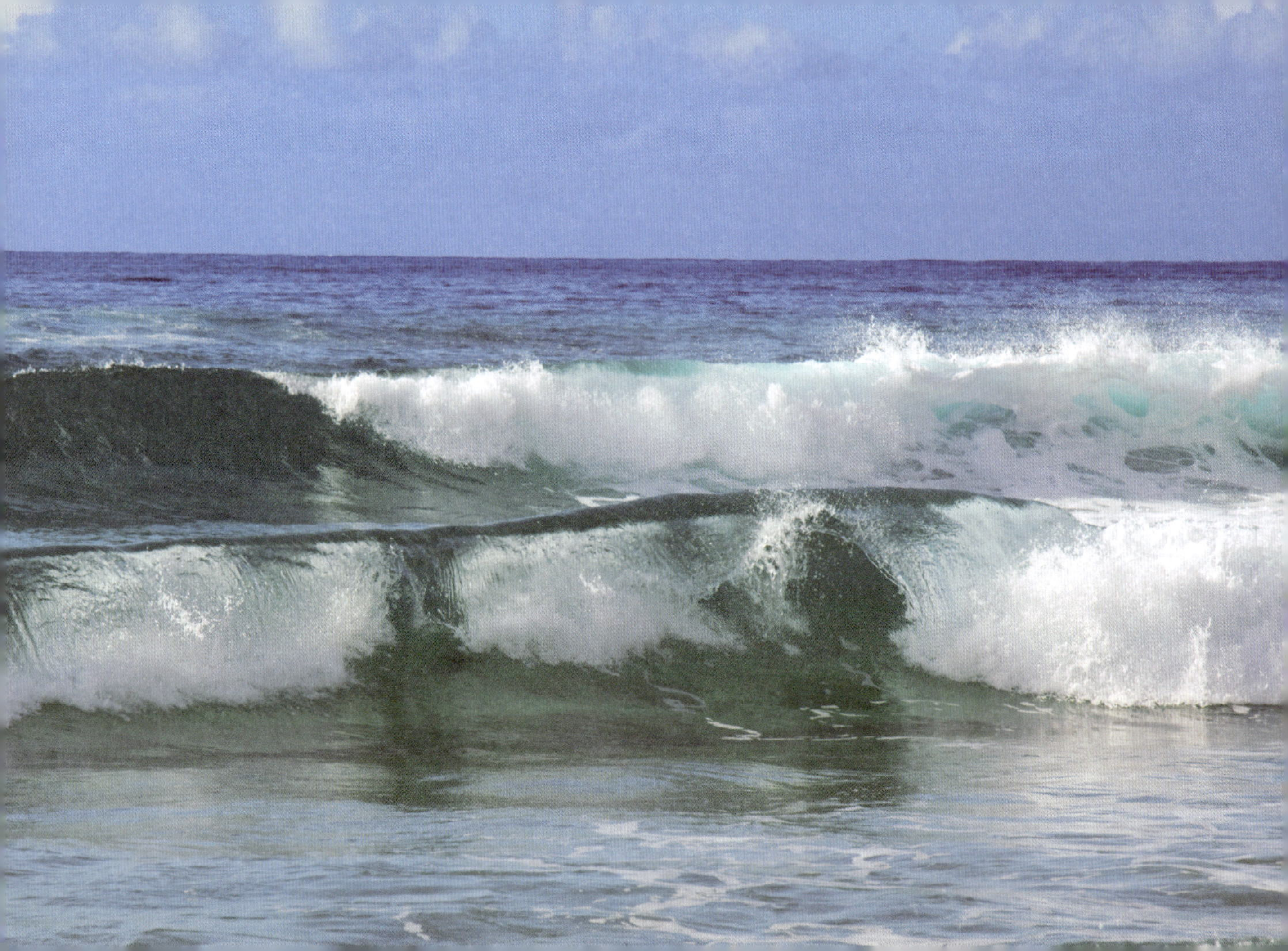

Wenn sie ihn aber gleichzeitig und ungeordnet treffen und im Übermaß über ihn herfallen, machen sie ihn schwach und bringen ihn um.

Denn die Wärme und die Feuchtigkeit, das Blut und das Fleisch sind wegen Adams Sündenfall beim Menschen in gegensätzliche Phlegmen [siehe Erläuterung im nächsten Absatz] umgewandelt worden."

Das richtige Verhältnis der vier Elemente und der vier Körpersäfte im Körper bedeuten Gesundheit, das Überwiegen oder der Mangel eines dieser konstituierenden Bestandteile bedeutet Krankheit. Zu den vier Körpersäften sagt Hildegard erläuternd:

Die Säfte

„Es gibt vier Säfte. Die zwei dominierenden werden Phlegma genannt, und die zwei, die danach kommen, werden Schleim genannt. Ein jeder dominierender Saft ist dem nächstfolgenden um ein Viertel und die Hälfte eines Drittels überlegen. Der

Die vier Elemente Feuer, Erde, Luft und Wasser sind im Menschen und wirken mit ihren Kräften in ihm.

schwächere temperiert die zwei Teile und den restlichen Teil des Drittels, damit er nicht sein Maß übersteigt. Denn der erste Saft beherrscht auf diese Weise den zweiten. Diese beiden heißen Phlegma. Der zweite Saft beherrscht den dritten und der dritte den vierten. Diese zwei, nämlich der dritte und der vierte, heißen Schleim. Die stärkeren übertreffen bei ihrem Überfluss die schwächeren, und die schwächeren wirken aufgrund ihrer Schwäche mäßigend auf deren Überfluss ein. Wenn der Mensch sich so befindet, befindet er sich in Ruhe, wenn aber irgendein Saft sein Maß übersteigt, ist der Mensch in Gefahr. Wenn aber irgendein vorher erwähnter Schleim sein Maß ungebührlich überschreitet, hat er nicht genügend Kräfte, um der ihm überlegenen Säfte Herr zu werden, es sei denn, er wird als vorrangiger Saft von einem nachrangigen Schleim angeregt und als nachrangiger von einem vorrangigen unterstützt."

Insgesamt zeigt Hildegards Werk, dass bei ihr an die Stelle von gelber und schwarzer Galle, Blut und Schleim, den aus der Antike überlieferten vier Säften, das Phlegma in unterschiedlicher Form getreten ist, als trockenes, feuchtes, kaltes oder warmes Phlegma; es werden also die sonst üblichen Primärqualitäten Trocken, Feucht, Kalt und Warm aus der antiken Medizin mit dem Grundstoff Phlegma in unterschiedlicher Ausprägung verbunden. Die Schwarzgalle kommt als Einzige auch bei Hildegard vor. Gemäß der antiken Säftelehre, nach der alle Krankheiten auf die fehlerhafte Zusammensetzung des Blutes und anderer Körpersäfte zurückzuführen seien, ist es der vierte Saft, die Schwarzgalle, der für viele Krankheiten die Ursache sei.

Die Ernährungslehre und das Verdauungssystem

Der Mensch soll sich durch richtige Ernährung gesund erhalten und seinen Körper widerstandsfähig machen. Deshalb gilt es – so Hildegard in ihrer Ernährungslehre –, in allem Maß zu halten, im Essen, Trinken und Schlafen. Die Ernährung allgemein beschreibt Hildegard von Bingen folgendermaßen:

Die Ernährung

„Wenn der Mensch isst und trinkt, dann führt eine vitale, vernünftig geregelte Zugkraft im Menschen den Geschmack, den feineren Saft und den Geruch der Speisen und Getränke aufwärts zu seinem Gehirn und erwärmt es, indem es seine feinen Gefäße ausfüllt. Die übrigen Bestandteile dieser Speisen und

Getränke, die in den Magen gelangen, erwärmen das Herz, die Leber und die Lunge; sie ziehen von diesem Geschmack, den feinen Saft und den Geruch in ihre feinen Gefäße, sodass diese davon ausgefüllt, erwärmt und ernährt werden, wie wenn man ein völlig vertrocknetes Darmstück in das Wasser legt und es dadurch weich wird, aufquillt und sich auffüllt. Wenn also ein Mensch isst und trinkt, werden seine Gefäße mit dem Saft von den Speisen und Getränken ausgefüllt und erwärmt, und jeder Saft wärmt in den Gefäßen das Blut und die Flüssigkeit, und das Blut, das im Fleisch ist, zieht vom Saft in den Gefäßen seine rote Farbe an."

Auch die Verdauung wird von Hildegard von Bingen genau beschrieben.

Die Verdauung

„Wenn der Mensch isst, verteilen die feinen Gefäße, die den Geschmack empfinden, diesen überall im Körper. Den feineren Saft der Speisen nehmen die inneren Gefäße, nämlich die der Leber, die des Herzens und der Lunge, vom Magen auf und befördern ihn durch den ganzen Körper. Auf diese Weise wird das Blut im Menschen vermehrt und der Körper ernährt. Vergleichsweise wird so das Feuer durch den Blasebalg entzündet, und das Gras grünt und wächst durch den Wind und den Tau. Wie nämlich der Blasebalg das Feuer entfacht und wie der Wind und der Tau die Gräser hervorbringen, so lässt auch der Saft von den Speisen und Getränken das Blut, den Saft und das Fleisch des Menschen entstehen und sich vermehren."

Auch die Rolle des Magens und seine Verdauungsstörungen werden detailliert dargestellt:

Der Magen und seine Verdauungsstörungen

„Der Magen ist im menschlichen Körper dafür geschaffen, dass er alle Speisen aufnimmt und verdaut. Er ist zäh und auf der Innenseite ziemlich faltig, damit er die Speisen zum Verdauen zurückhalten kann und sie nicht zu schnell verdaut werden, wie auch der Maurer seine Steine so bearbeitet, dass sie den Mörtel annehmen und festhalten und (er) nicht zerfließt und zu Boden fällt. Wenn aber einmal manche Menschen zu viele Speisen zu sich genommen haben, und zwar rohe, ungekochte, halbgare und übermäßig sowie außerordentlich fette und schwere oder trockene und saftlose, dann können manchmal Herz, Leber, Lunge und die sonstige Wärme im Menschen dem Magen kein so großes und so starkes Feuer geben, dass diese Speisen gar werden könnten. Daher gerinnen sie im Magen und werden hart und schimmlig. Sie bewirken, dass der Magen manchmal ziemlich grün und bläulich oder grau ist oder viel Schleim enthält. Manchmal verbreiten sie auch wie ein faulender Misthaufen schädliche Säfte und schlimmen Gestank über den Körper und entwickeln wie ein grünes nasses Holz, das man angezündet hat, einen schlimmen Rauch überall im Körper. Dass nämlich bestimmte Speisen sich im Menschen verhärten, kommt von den verschiedenen Krankheiten. Denn wenn zu viel unrechte Hitze im Menschen ist, verbrennt sie die verzehrte Speise durch und durch. Oder wenn zu viel unrechte Kälte in ihm ist, kann die verzehrte Speise nicht in ihm verdaut werden, sondern sie verklumpt infolge der Kälte in ihm und gerinnt. So bleibt sie im Menschen, und daher leidet dieser Schmerzen."

Für Hunger und Durst gibt Hildegard ebenfalls die physiologischen Voraussetzungen an und beschreibt ihre körperlichen Entstehungsursachen.

Der Hunger

„Wenn die verzehrte Nahrung in Fäulnis übergeht und eintrocknet, werden die Gefäße von ihrem Saft entleert, und das Blut im Fleisch verliert seine rote Farbe und wird wässrig. Dann wollen die Gefäße wieder angefüllt werden, und das Blut im Fleisch verlangt nach der roten Farbe. Das ist dann der Hunger, den der Mensch leidet."

Der Durst

„Wenn der Mensch isst, arbeitet er beim Essen wie eine Mühle beim Mahlen. Durch die Arbeit beim Essen wird der Mensch inwändig warm und trocken. So beginnt er innerlich auszutrocknen, und das ist der Durst. Dann muss er etwas trinken und wieder essen, und wenn er

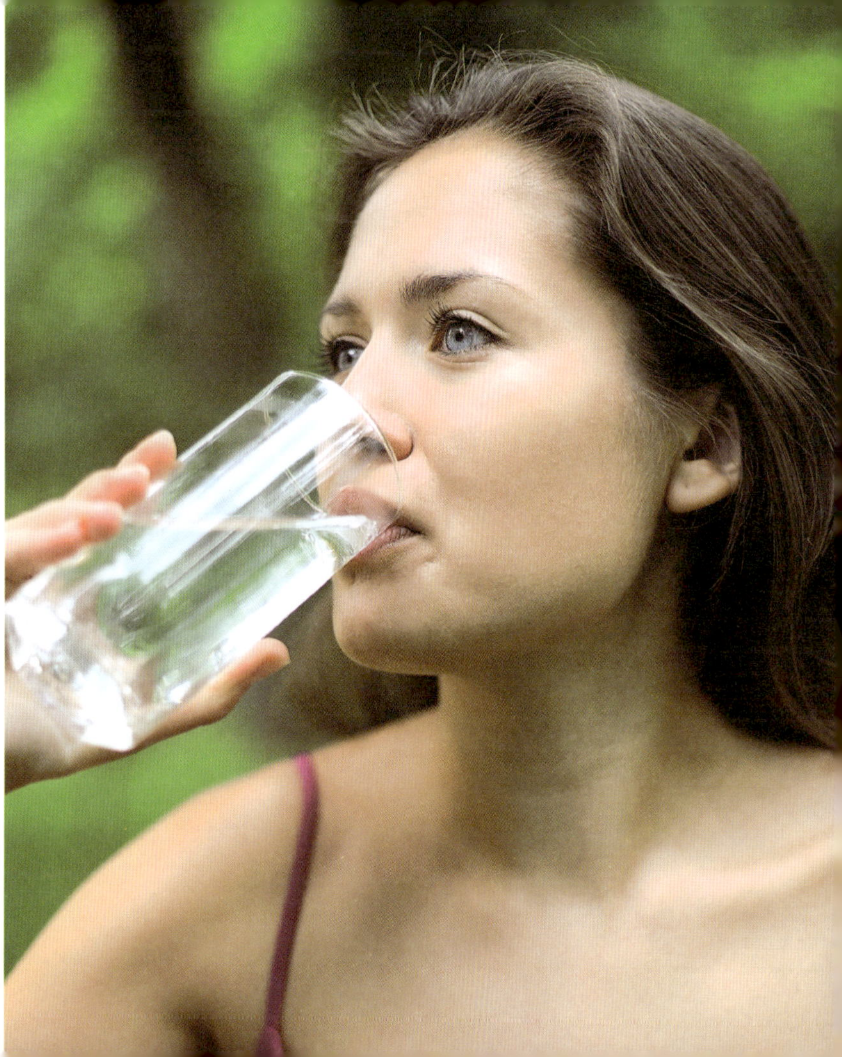

Trinken ist sehr wichtig für die Blutbildung und eine gesunde Verdauung.

dann wieder beim Essen durch die Wärme trocken wird, bekommt er wieder Durst, und dann muss er wieder trinken. So muss er sich während des Essens verhalten, denn wenn der Mensch beim Essen, wenn er also etwas verzehrt, nicht trinken würde, würde er geistige und körperliche Beschwerden bekommen und weder eine gute Blutflüssigkeit bilden noch eine gute Verdauung haben. Wenn er aber beim Essen übermäßig viel trinkt, verursacht er bei seinen Körpersäften eine schlimme, stürmische Überschwemmung, sodass die guten Säfte in ihm ihre Wirkung verlieren. Während die Speisen inzwischen faulen und vertrocknen, verlangen die Gefäße und das Blut infolge dieser Wärme nach Feuchtigkeit, und das ist der Durst. Da muss der Mensch etwas trinken und seine innere Trockenheit anfeuchten, andernfalls gerät er in eine beschwerliche geistige und körperliche Schwerfälligkeit. Ein Mensch, der vitales Leben in sich hat und sich von verschiedenen Speisen ernährt, hat einen größeren Bedarf an Getränken, während er isst, als Tiere, die Heu und Gras fressen."

Hildegard gibt außerdem genaue Anweisungen, was man als erste Mahlzeit, wenn man nüchtern ist, zu sich nehmen darf und was nicht.

Nahrung und Speise

„Wenn ein Mensch nüchtern ist, soll er zuerst eine Speise essen, die aus Früchten und Mehl zubereitet wurde, weil das Essen trocken ist und dem Menschen gesunde Kraft schenkt. Er soll auch zuerst ein warmes Essen zu sich nehmen, damit sein Magen warm wird, und kein kaltes Essen; denn wenn er zuerst ein kaltes Essen zu sich nimmt, macht er dadurch seinen Magen kalt, sodass er später kaum mehr durch warme Speisen warm werden kann. Er soll zuerst ein warmes Essen zu sich nehmen, bis sein Magen gut durchwärmt wird. Wenn er dann eine kalte Speise isst, verkraftet die Wärme, die seinen Magen durchzieht, die nachfolgende Kälte im Essen. Alle Obstsorten und das, was Saft und Feuchtigkeit besitzt, wie zum Beispiel Kräuter, soll er bei seinem ersten Essen meiden, weil sie ihm eine schleimige Flüssigkeit bringen und seinen Flüssigkeitsstand stören würden. Dies kann er später essen, wenn er bereits etwas gegessen hat, und dann ist es für ihn eher gesund als schädlich."

Heilmethoden und Heilmittel bei bestimmten Krankheiten

Hildegard beschreibt die damals üblichen verschiedenen Heilmethoden wie den Aderlass, das Schröpfen, das Brennen sowie Bäder und gibt viele direkte Therapieanweisungen zu den einzelnen Krankheiten (siehe dazu im Einzelnen nächstes Kapitel Seite 68 ff.).

Der Aderlass

Der Aderlass war im Mittelalter eine sehr gebräuchliche Methode. Hildegard beschreibt ihn wie folgt:

„Wenn die Gefäße des Menschen voll Blut sind, müssen sie durch einen Einschnitt vom schädlichen Schleim und Verdauungssaft gereinigt werden. Wenn ein Einschnitt in die Ader eines Menschen vorgenommen wird, wird sein Blut sozusagen plötzlich erschreckt, und was dann zuerst herauskommt, ist Blut, und die Fäulnis- und Verdauungsstoffe fließen gleichzeitig mit heraus. Daher hat das, was nunmehr herausfließt, verschiedene Farben, weil es aus Fäulnis und Blut besteht. Wenn Fäulnis und Blut herausgeflossen sind, kommt reines Blut heraus, und dann muss man mit dem Aderlass aufhören. Wer einen Aderlass bei einem körperlich gesunden und kräftigen Menschen vornimmt, soll bei ihm nur so viel Blut abzapfen, wie ein kräftiger, durstiger Mann in einem Zug in Form von Wasser trinken kann. Wenn aber jemand körperlich schwach ist, dann soll man der Ader nur so viel Blut entnehmen, wie ein Ei von normaler Größe fassen kann. Denn ein übermäßiger Aderlass schwächt den Körper, wie auch ein übermäßig starker Regenguss, der auf die Erde fällt, sie schädigt. Ein richtig bemessener Aderlass beseitigt schädliche Säfte und heilt den Körper. So bewässert auch ein Regen, der gemächlich und mäßig auf die Erde fällt, sie und befähigt sie, Früchte hervorzubringen."

Hildegard beschreibt die Wirkung des Aderlasses so, dass Blut aus der Wunde und der Einschnittstelle herausfließt, wobei gleichzeitig giftige und krankheitsbringende Flüssigkeit mit abfließt. Deshalb darf er auch nur mäßig durchgeführt werden, denn wenn zu lange Blut fließt, fließen gute und wichtige Körpersäfte mit ab, sodass das innere Gleichgewicht gefährdet ist und Krankheit die Folge sein kann. Außerdem hängt es von der Konstitution des Patienten ab, wie oft und wann er zur Ader gelassen werden soll. Der vitale Mensch kann öfter zur Ader gelassen werden als der schwächliche, weil jeder Aderlass schwächt. Außerdem eignet sich der Aderlass eher für alte als für junge Menschen. Am besten ist es, den Menschen nicht vor dem 15., besser noch ab dem 20. Lebensjahr zur Ader zu lassen. Nach dem 50. Lebensjahr soll man dies höchstens noch einmal im Jahr tun, beim Mann nach dem 80. Lebensjahr überhaupt nicht mehr, wohingegen nach Hildegards Auffassung der Aderlass bei der Frau bis zum Lebensende möglich und sinnvoll sein kann.

Der Aderlass soll hauptsächlich an der Kopfader, der Mitteladert oder der Leberader erfolgen, weil diese Adern gleichsam der Kopf und die Grundlage für die anderen Adern sind und weil alle feinen Gefäße zu ihnen führen und mit ihnen verbunden sind. Wenn nämlich eine dieser Hauptadern angeschnitten wird und blutet, werden die mit ihr verbundenen kleinen Adern mitgereinigt. Das Anschneiden der Hauptadern sollte in der Armbeuge erfolgen. Außerdem sollte der Mensch nüchtern sein, wenn er zur Ader gelassen wird. Hildegard gibt darüber hinaus noch Anweisungen, was man nach dem Aderlass essen sollte:

„Nach einem Aderlass soll man verschiedene Speisen, gebratene und solche, die verschiedene Säfte enthalten, rohes Obst und rohes Gemüse nicht essen, weil diese dann in den Gefäßen eher den Schleim als das Blut vermehren würden. Auch starken Wein soll man nicht trinken, weil er das Blut in Erregung versetzen und den Menschen betäuben würde. Ein angemessenes Essen, nämlich ein oder zwei Gerichte, soll man essen, sodass man richtig satt wird, und man soll auch lieblichen, reinen Wein trinken. Das soll man zwei Tage lang tun, weil sich das verdünnte Blut noch im Zustand der Erregung befindet. Aber am dritten Tag hat das Blut wieder seine volle Kraft zurückgewonnen und verteilt sich wieder auf sein Gefäßsystem. Käse soll man nach einem Aderlass meiden, weil er dann dem Blut Schleim zuführt und kein richtiges, reines Blut bildet, sondern es mit krankhaftem Fett anreichert."

Das Schröpfen

Als weitere Heilmethode beschreibt Hildegard das Schröpfen:

„Wer Augen hat, die sich infolge schädlicher Säfte verschlechtern oder geschwürig sind, oder ein Fleisch, das sich in der Augengegend vorwölbt, soll hinter den Ohren und am Nacken mit Schröpfhörnern oder Schröpfköpfen ein wenig Blut entnehmen und dies drei- oder viermal im Jahr tun, oder wenn er sich da öfter notgedrungen schröpfen lassen will, soll er umso weniger Blut entnehmen, damit er nicht dadurch Schaden leidet, wenn er zu viel Blut entnimmt. Er soll an der Körperstelle Blut entnehmen, an der er Schmerzen hat. Wenn jemand Schmerzen an der Zunge hat, sei es, dass sie geschwollen oder geschwürig ist, soll er sie mit einem Aderlassmesserchen oder mit einem Dorn ein wenig einritzen, damit dort der Schleim heraus kann, und es wird ihm besser gehen. Wer Zahnschmerzen hat, soll mit einem Aderlassmesserchen oder mit einem Dorn das Fleisch in der Umgebung des betreffenden Zahnes, das heißt das ‚zanefleisch', mit einem Schnitt ein wenig einritzen, dass dort der Eiter heraus kann, und es wird ihm besser gehen."

Die Methode des Schröpfens eignet sich nach Hildegards Auffassung besonders für Jugendliche und zur Gesundheitsvorsorge bei gesunden Menschen vor dem 30. Lebensjahr, weil bei dieser Altersgruppe der Aderlass noch schädlich sein kann beziehungsweise nicht sinnvoll ist. Auch das Schröpfen soll in nüchternem Zustand vorgenommen werden. Es ist zu jeder Zeit gut und nützlich, damit die schädlichen Flüssigkeiten und schleimigen Säfte im Menschen verringert werden. Das Schröpfen eignet sich mehr für junge als für alte Menschen. Dann gibt

Seite 59:
Schröpfen dient dazu, schleimige Säfte und schädliche Flüssigkeiten im Körper zu verringern.

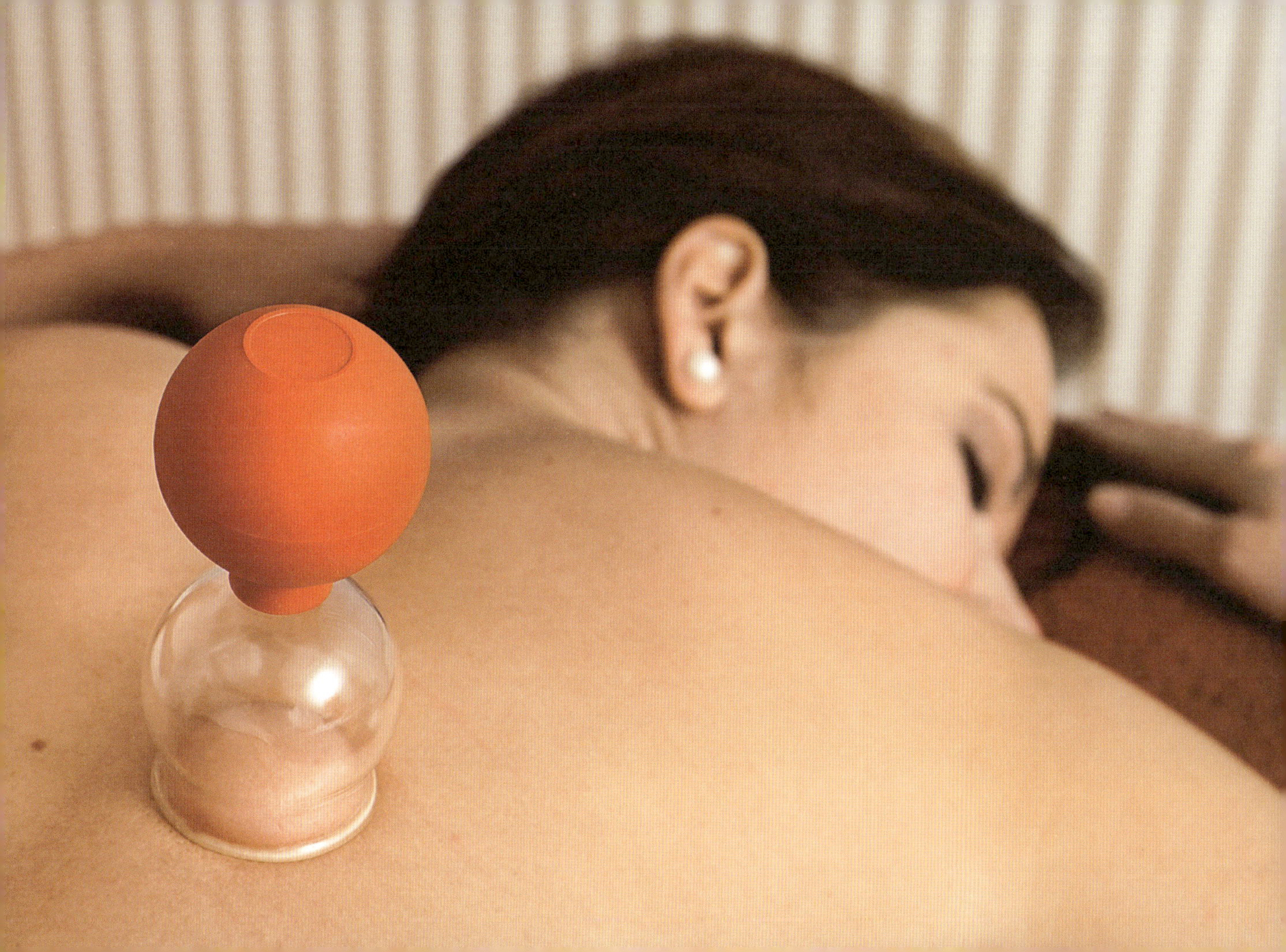

Hildegard noch genaue Anweisungen, wo das Schröpfhorn anzusetzen ist, wenn man bestimmte Schmerzen hat:

„Wer in den Augen, in den Ohren oder im ganzen Kopf Schmerzen hat, soll das Schröpfhorn oder den Schröpfkopf an der Grenze zwischen dem Nacken und dem Rücken ansetzen. Wer Schmerzen in der Brust hat, soll das Schröpfhorn an den Schulterblättern ansetzen. Wer Schmerzen in der Seite hat, soll es an den beiden Armen und dort, wo die Hand aufhört, ansetzen. Wer Schmerzen in den Beinen hat, soll es am Unterleib ansetzen. Wer Unterleibsbeschwerden hat, soll es zwischen dem Gesäß und der Kniekehle, das heißt an der Hüfte, ansetzen. An der Stelle, an der der Schröpfkopf oder das Schröpfhorn angesetzt werden, dürfen sie nicht öfter als drei oder vier Mal in derselben Stunde, in der das Blut dort entzogen wird, angesetzt werden. An den Waden und am Schienbein darf das Schröpfen nicht oder nur selten erfolgen, weil dort mehr Blut als Säfte vorhanden sind, es sei denn, man muss es wegen einer dringenden, durch die Säfte bedingten Notlage tun."

Als Fazit insgesamt gibt Hildegard von Bingen an, dass derjenige, der sich schröpfen lässt, sich beim Essen nicht so in Acht nehmen muss vor schädlichen Stoffen wie andere Menschen.

Das Brennen

Die dem heutigen Leser am unangenehmsten anmutende Methode ist die des Brennens:

Das Brenneisen

„Das Brennen, das heißt die Verwendung eines Brenneisens, ist zu jeder Zeit gut und vorteilhaft, weil es, wenn es vorsichtig erfolgt, die Flüssigkeiten und schleimigen Säfte unter der Haut verringert und dem Körper Gesundheit verleiht. Es ist ebenso für junge wie für alte Menschen geeignet; für junge deshalb, weil dann, wenn ihr Fleisch und ihr Blut in der Jugend noch zunehmen, sich auch die schädlichen Säfte bei ihnen vermehren; für alte aber, weil dann, wenn bei ihnen im Alter das Fleisch und Blut abnehmen, schleimige Säfte zwischen ihrer Haut und ihrem Fleisch zurückbleiben. Für alte Menschen ist es etwas gesünder als für junge Menschen, weil durch das Schwinden ihres Fleisches und Blutes und durch das Schrumpfen ihrer Haut umso mehr schleimige Säfte zwischen der Haut und dem Fleisch hin und her strömen ...

Wer aber ein Brenneisen ansetzt, soll nur die Haut durchdringen, damit nicht das Fleisch in größerer Tiefe Löcher bekommt und so eher die Gesundheit des Menschen mit dem Blut ausströmt als die schleimigen Säfte und schädlichen Flüssigkeiten."

Das Brennen darf nicht zu oft an derselben Stelle durchgeführt werden, weil ansonsten dort eine eitrige Wunde entsteht. Außerdem darf es nicht zu lange und zu unvorsichtig durchgeführt werden. Als schonendes Brennmittel empfiehlt Hildegard den Zunderschwamm, das Mark vom Spindelbaum und ein leinenes Tuch, da sie nicht durch die Haut dringen und keine Löcher im Fleisch verursachen.

Wenn nämlich nur die Haut verletzt wird, treten lediglich die Säfte aus, und die Gesundheit des Menschen bleibt erhalten. Wenn aber das Fleisch mitsamt der Haut Löcher bekommt, geht auch die Gesundheit des Menschen verloren. Der Mensch kann sich zwischen dem 12. und dem 60. Lebensjahr brennen lassen; später schadet es nach Hildegards Auffassung mehr, als dass es nutzt.

Bäder

Auch Bäder befürwortet Hildegard als wichtige Mittel zur Wiederherstellung der Gesundheit. Sie schreibt dazu:

Die Verschiedenheit der Wasser und Bäder

„Es ist für den Menschen nicht vorteilhaft, oft im Wasser zu baden, außer er ist mager und dürr, und es wird ihm leicht kalt oder warm, wenn er ein dünnes Fleisch hat; ein solcher soll im Wasser baden, damit er seinem Körper etwas Wärme und Feuchtigkeit verschafft. Menschen, die fettes Fleisch haben, schaden Wasserbäder, weil sie innerlich ohnehin schon warm und feucht sind und ihrem Körper schaden, wenn sie ihm noch mehr Wärme und Feuchtigkeit zuführen, außer sie baden nur sehr selten im Wasser, um lediglich den Schmutz abzuwaschen, und verlassen es dann gleich wieder. Die Wasser, die gut zum Trinken sind, sind auch gut geeignet für Bäder. Sie sollen aber ein wenig erwärmt werden, und dann kann der Mensch lange darin sitzen, wenn er will, weil solche Bäder dem Menschen keine Krankheit bringen, sondern ihm eine gute und schöne Farbe verleihen. Wasser, die schlecht zum Trinken sind, sind auch schlecht geeignet für Bäder. Wenn es nötig sein sollte, dass jemand darin ein Bad nimmt, müssen sie tüchtig gekocht werden, damit der Schmutz, der sich darin befindet, durch das Kochen verringert wird; und man soll auch nur kurze Zeit darin sitzen, weil diese Wasser ungesund sind. Regenwasser ist etwas herb und scharf, weil die Wolken und die Luft den Regen aus den verschiedenen guten und schlechten fließenden Gewässern und aus der feuchten Erde zu sich nach oben ziehen; daher ist es nicht gesund. Dieses Wasser fällt durch die Luft herab wie die Lauge durch die Asche, und deshalb wird es auch herb und scharf. Wird es erwärmt, weil man darin ein Bad nehmen will, dann durchdringt es mit seiner Schärfe die Haut und schadet einem beträchtlich. Auch das Schneewasser ist ziemlich verunreinigt, und wenn man ein Bad darin nimmt, zieht man sich dadurch möglicherweise schädliche Säfte und Ausschlag zu, weil das Schneewasser von den rauen Elementen, der Kälte und dem Schmutz der Erde stammt. Wasser aus Zisternen ist für Bäder etwas weicher und geeigneter als Regen- und Schneewasser, weil es ziemlich gereinigt ist. Wer im Sommer in einem strömenden Fluss ein Bad nimmt, kommt dadurch nicht zu Schaden, weil die Flüsse dann durch die Wärme der Sonne und der Luft temperiert sind, sodass sie weder zu warm noch zu kalt, sondern richtig erwärmt sind. Das Fluss-

Bäder sind besonders für dünne Menschen von Nutzen, denen oft kalt wird, damit der Körper Wärme und Feuchtigkeit bekommt.

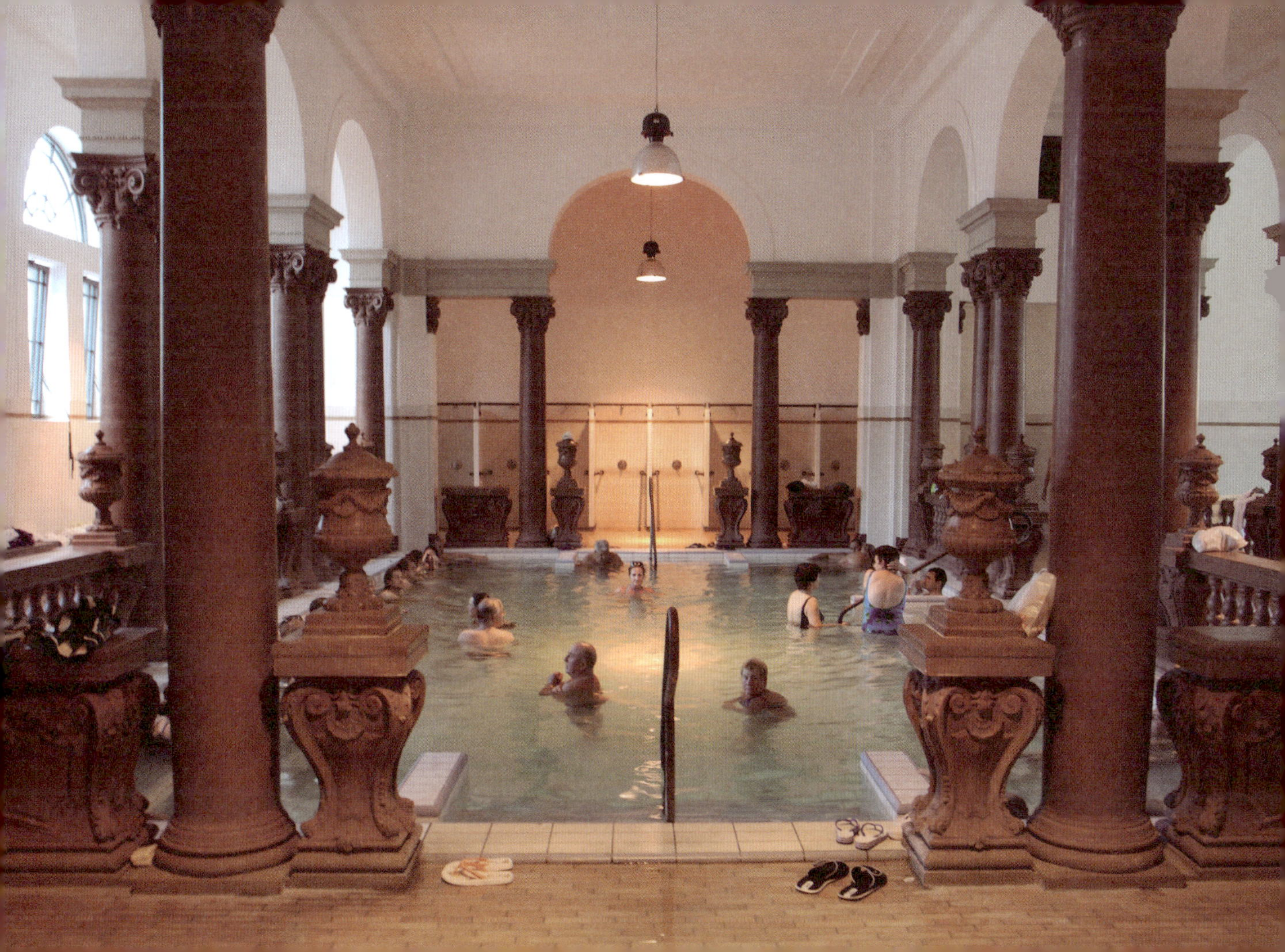

wasser unterdrückt schädliche und schlechte Säfte nicht besonders, sie nehmen aber auch nicht dadurch zu."

Gesondert wird die Form des Schwitzbades – „Sauna" – behandelt, von dem Hildegard mageren Menschen abrät, es aber gegen Übergewicht und bei Gicht empfiehlt.

Das Schwitzbad

„Für einen Menschen, der mager und dürr ist, ist das Schwitzbad, das durch glühende Steine aufgeheizt wird, nicht geeignet, weil er sich dadurch noch trockener macht. Aber für einen, der fettes Fleisch hat, ist ein Schwitzbad gut und nützlich, weil er dadurch die Säfte, die bei ihm überreichlich vorhanden sind, unterdrückt und verringert. Dampfbäder, die mit heißen Steinen bereitet werden, sind aber auch für jenen, der gichtkrank ist, nützlich, weil die Säfte, die sich in ihm immer wieder erheben, durch das Schwitzbad ziemlich unterdrückt werden. Aber durch ein Wasserbad beginnen die Säfte, sich zu erheben und sich auf eine ziemlich ungute Weise zu bewegen, weil das Fleisch, das Blut und die Gefäße der Gichtkranken in einen nicht stabilen Zustand übergehen. Die Steine enthalten Feuer und verschiedenerlei Feuchtigkeit. Wenn sie ins Feuer gelegt werden, kann die Feuchtigkeit in ihnen nicht vollständig entfernt werden, und es ist aus diesem Grund nicht heilsam, ein Dampfbad mit ihnen zu bereiten, sondern es ist viel gesünder, wenn man dazu Ziegelsteine nimmt, weil sie gebrannt und trocken sind. Denn die Feuchtigkeit, die in ihnen war, ist durch das Brennen des Feuers völlig beseitigt worden. Wer also ein Schwitzbad nehmen will, soll es mit Ziegelsteinen bereiten. Wenn er keine Ziegelsteine bekommen kann, dann soll er Sandsteine nehmen, weil sie ein milderes Feuer und eine mildere Feuchtigkeit als andere Steine in sich haben. Kieselsteine darf er aber nicht nehmen, weil sie ein starkes Feuer in sich haben und weil sie sich im Wasser mit verschiedenerlei Feuchtigkeit gefüllt haben."

Im dritten und vierten Teil werden, wie bereits oben erwähnt, einzelne Heilmittel für bestimmte Krankheiten genannt. Darüber hinaus werden genaue Therapieanweisungen gegeben, die Thema des nächsten Kapitels sein sollen.

Hildegards Heilpraxis

Atemwegserkrankungen

Vorwiegend in der kälteren Jahreszeit kommt es verstärkt zu Erkältungen und grippalen Infekten. Die Heilerin Hildegard kennt eine Reihe von Rezepturen, die bei typischen Atemwegserkrankungen Linderung verschaffen. Bei Fieber, verbunden mit Kopfschmerzen, Husten, Schnupfen und Halsschmerzen, ist die Konsultation eines Arztes obligatorisch!

Grundsätzlich ist es ratsam, bei Erkältungskrankheiten mit Fieber im Bett zu bleiben, das Schlafzimmer nicht zu überhitzen und die Luft feucht zu halten. Über den Tag verteilt sollte viel Fencheltee getrunken werden. Am ersten Tag der Krankheit sollte man keine feste Nahrung zu sich nehmen. Am zweiten Tag sollte das Frühstück des Kranken aus einer dünnen Dinkelgrießsuppe mit Petersilie, das Mittagessen aus Dinkelnudeln und das Abendessen aus Dinkelzwieback und gekochten Apfelstücken bestehen. Am dritten Tag empfiehlt Hildegard eine Hühnerbrühe oder Hühnerfleisch ohne Haut als Krankenkost. Es folgen Rezepte gegen die häufigsten Erkältungskrankheiten.

Seite 69:
Bettruhe, kein überhitztes Schlafzimmer, feuchte Luft sind ratsam bei Atemwegserkrankungen. Außerdem sollte viel Fencheltee getrunken werden.

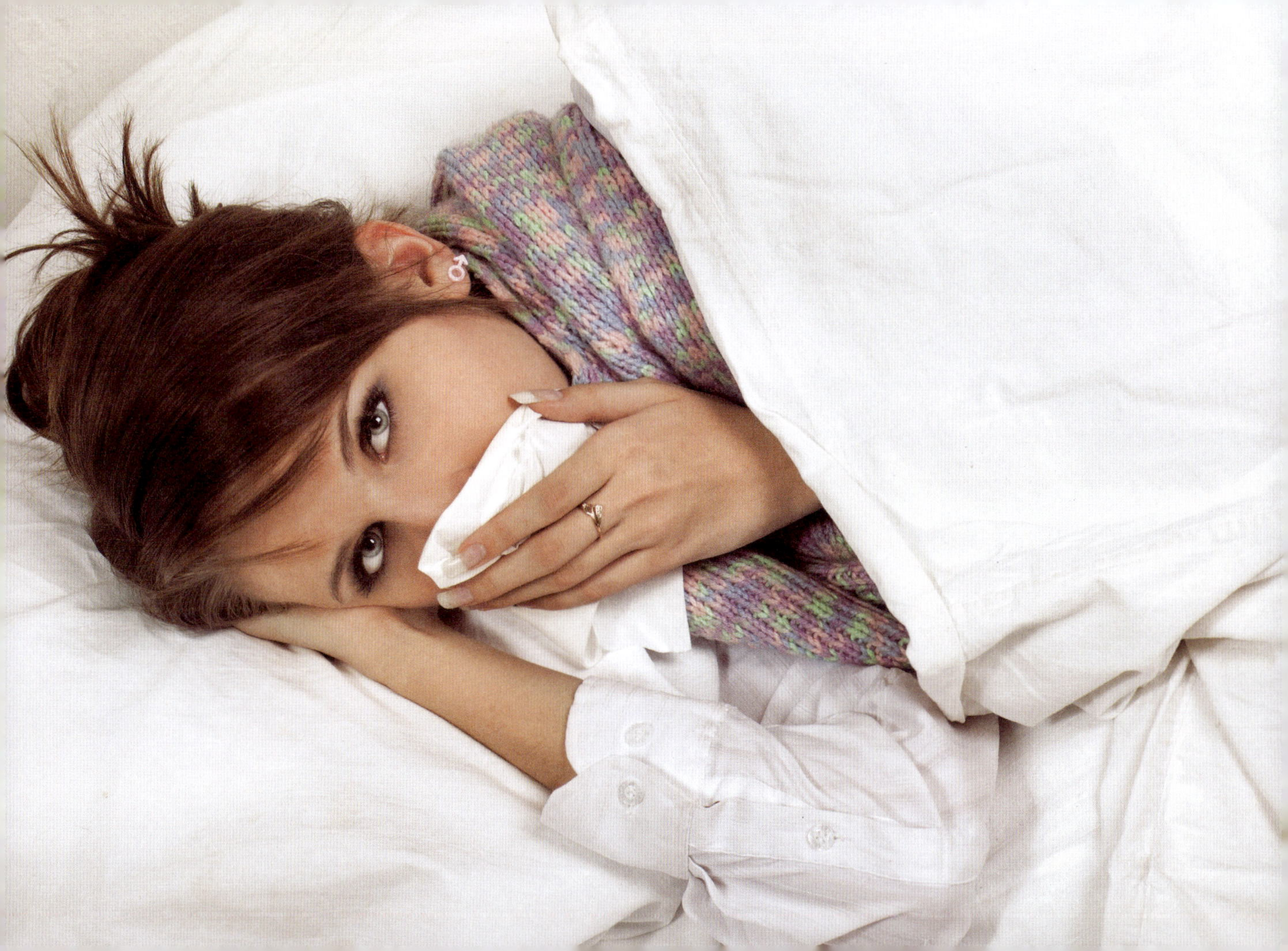

Husten

Pflaumenkern-Kur

Pflaumenkerne mit einem Nussknacker aufbrechen und den inneren weißen Kern herausnehmen. 24 Stunden lang zugedeckt in Weißwein weichen lassen, bis sie aufgequollen sind. Über einen Zeitraum von 3 bis 7 Tagen jeweils 3 bis 6 Kerne essen. Zusätzlich eine Suppe aus sechs gequollenen Pflaumenkernen zubereiten. Dafür werden die Kerne zerhackt und mit 3 Esslöffeln Wein von der Einweichung und mit Dinkelgrieß gekocht. Diese Suppe sollte einmal täglich gegessen werden. Noch bessere Wirkung wird erreicht, wenn zusätzlich zweimal täglich Brust und Rücken mit Wermutöl eingerieben werden.

Pflaumenkern-Kur

- *40 Pflaumenkerne*
- *250 ml trockener Weißwein*
- *Dinkelgrieß nach Belieben für die Suppe*

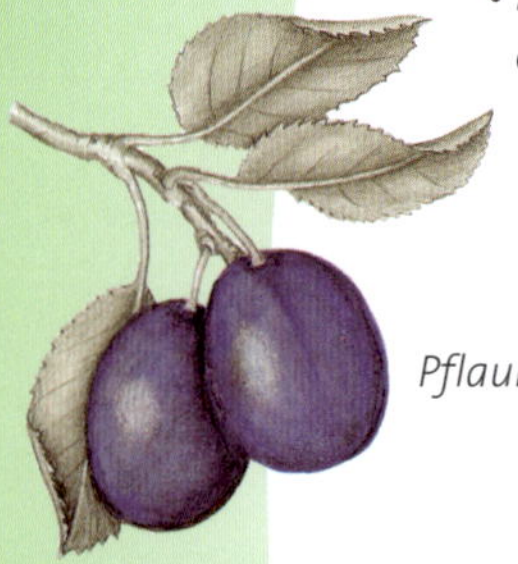

Pflaume

Wermutöl

Wermutsaft und Olivenöl gut miteinander vermischen, in ein Fläschchen geben und 10 Tage an einen sonnigen, warmen Ort stellen. Zur längeren Aufbewahrung sollte das Wermutöl in ein dunkles Fläschchen umgefüllt und kühl und dunkel gelagert werden.

Wermutöl

- *20 ml frisch gepresster Wermutsaft*
- *60 ml Olivenöl*

Andornwein

Hildegard: „Wer in der Kehle krank ist, der koche Andorn in Wasser ... und füge zweimal so viel Wein bei. Er lasse alles nochmals in einer Schüssel aufkochen unter Beigabe von genügend Fett. So trinke er es oft, und er wird in der Kehle geheilt werden."

Die Kräuter fein hacken und in dem Wein ca. 4 bis 5 Minuten köcheln lassen. Anschließend vom Herd nehmen und einige Minuten ziehen lassen. Durch ein Tuch abseihen und in Flaschen füllen. Mehrmals am Tag ½ Tasse des Andornweins trinken.

Andornwein

- *10 g Andorn*
- *30 g Fenchelgrün*
- *30 g Dill*
- *1 l trockener Weißwein*

Reizhustentee

Alle Kräuter gut miteinander mischen. 1 ½ Teelöffel der Kräutermischung in ¼ Liter kaltes Wasser einrühren und 6 Stunden ziehen lassen. Dabei ab und zu umrühren. Dann kurz aufkochen, 5 Minuten ziehen lassen. Kräuter durch einen Filter abseihen, 3 Tassen des Reizhustentees in kleinen Schlucken über den Tag trinken.

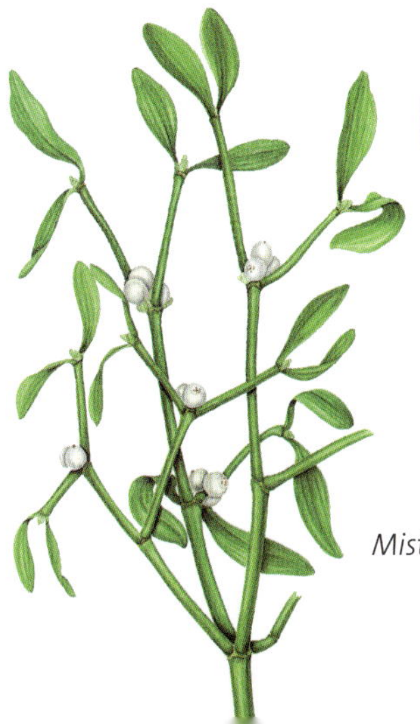

Mistel

Reizhustentee

- *5 TL Melisse*
- *4 TL Nelkenwurzel*
- *2 TL Veilchen*
- *2 TL Betonie*
- *1 TL Mistel*
- *250 ml Wasser*

Schnupfen

Weihrauch-Inhalation bei Schnupfen im Anfangsstadium

• 2 – 3 Körner weißer Weihrauch

Der Weihrauch wird auf einer heißen Fläche (zum Beispiel Ofenplatte) verräuchert. Die entstehenden Dämpfe werden vorsichtig durch die Nase eingeatmet.

Schnupfen in fortgeschrittenem Stadium

Hildegard empfiehlt zur Linderung eines hartnäckigen Schnupfens die Verwendung des Jaspis-Edelsteins: „Und wer Schnupfen hat, der halte den Jaspis an den Mund und hauche ihn mit seinem warmen Atem an, damit der warm und feucht werde. So stecke er ihn in die Nasenlöcher und halte mit der Hand die Nase zu, damit die Wärme jenes (Steins) in den Kopf eindringt."

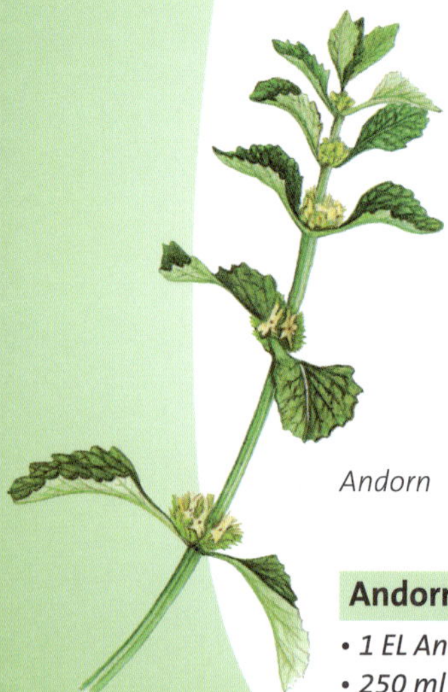

Andorn

Andornkrautsuppe

- *1 EL Andornkraut*
- *250 ml trockener Weißwein*
- *125 ml Wasser*
- *1–2 EL Butter, Butterschmalz oder Sahne*

Halsschmerzen/Mandelentzündung

Andornkrautsuppe

Andornkraut in Wasser 5 Minuten kochen, anschließend durch einen Filter abseihen. Weißwein und Butter, Schmalz oder Sahne hinzufügen und alles erneut kurz aufkochen lassen. Die Andornsuppe zweimal täglich frisch zubereitet löffeln. Bei beginnenden Halsschmerzen kann man auch ein frisches Blättchen Akelei essen.

Grippe mit Fieber

Die folgenden Rezepte zur Bekämpfung eines grippalen Infekts mit Fieber dürfen nur nach Rücksprache mit einem Arzt angewendet werden.

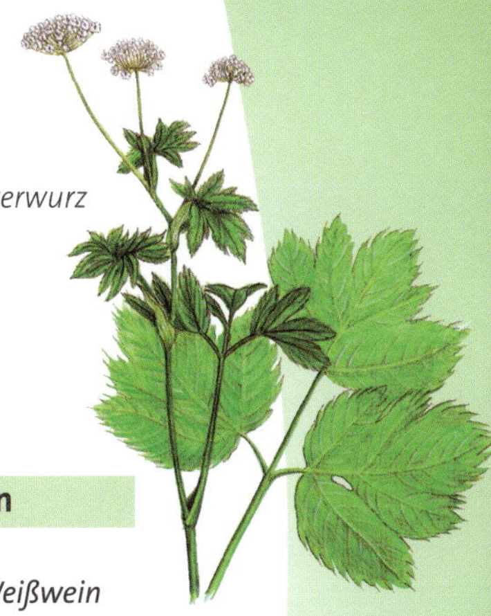

Meisterwurz

Meisterwurzwein

Meisterwurz in kleine Stückchen schneiden und im Mörser zerstoßen. Über Nacht in der Hälfte des Weißweins einlegen. Anschließend den restlichen Wein dazugeben, Meisterwurzmasse durch ein Sieb abseihen und über den Tag verteilt in kleinen Schlucken trinken.

Meisterwurzwein

- *1 TL Meisterwurz*
- *200 ml trockener Weißwein*

Galgant-Himbeerwasser

Galgantpulver in kaltes Wasser einrühren. Mit Himbeersaft abschmecken. Den Tag über verteilt in kleinen Schlucken lauwarm trinken. Hildegard: „Ein Mensch, der ein hitziges Fieber in sich hat, pulverisiere Galgant und trinke dieses Pulver in Quellwasser, und er wird das hitzige Fieber löschen."

Galgant-Himbeerwasser

- *2–4 Msp. Galgantpulver*
- *200 ml kaltes Wasser*
- *1 Schuss Himbeersaft*

Akeleisaft

- *1 TL Akeleisaft (in der Apotheke erhältlich)*
- *125 ml trockener Weißwein*

Akeleisaft

Akeleisaft mit dem trockenen Weißwein verdünnen und über den Tag verteilt 3 bis 5 Likörgläschen davon trinken, bis eine deutliche Besserung eintritt.

Grippepulver

- *80 g Pelargonienpulver*
- *70 g Bertrampulver*
- *50 g Muskatnusspulver*

Grippepulver

Pulver miteinander mischen. Anschließend in ein kleines Fläschchen geben und gut verschließen. Bei Halsschmerzen und Heiserkeit 1 Teelöffel der Pulvermischung in einem Glas warmen Wein auflösen und trinken. Bei Husten und Kopfschmerzen 2 bis 3 Messerspitzen des Grippepulvers in Dinkelbrotteig verkneten oder auf eine Scheibe Brot streuen. Das Grippepulver stärkt auch das durch die Grippe geschwächte Herz und kann ebenso zur Grippevorbeugung verwendet werden. Während der Grippezeit einen ½ Teelöffel der Pulvermischung ins Essen geben.

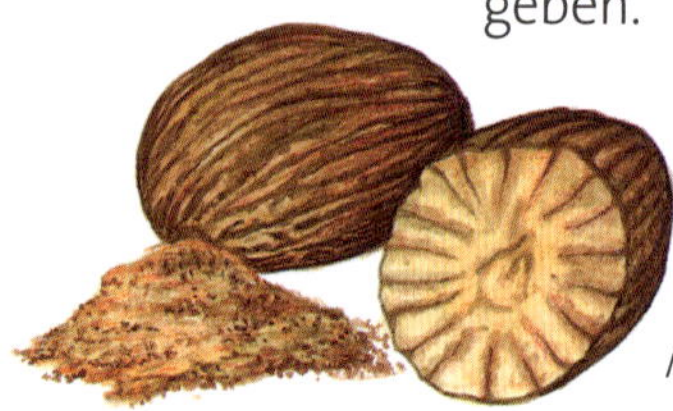

Muskatnuss

Erkältungstee

Fenchelsamen und Brunnenkresse mischen. Einen gut gehäuften Teelöffel der Kräutermischung in ¼ Liter kaltes Wasser geben und 6 bis 8 Stunden ziehen lassen. Die Kräuter durch einen Filter abseihen und den Tee leicht erwärmt über den Tag verteilt trinken.

Erkältungstee

- *6 TL Fenchelsamen*
- *3 TL Brunnenkresse*

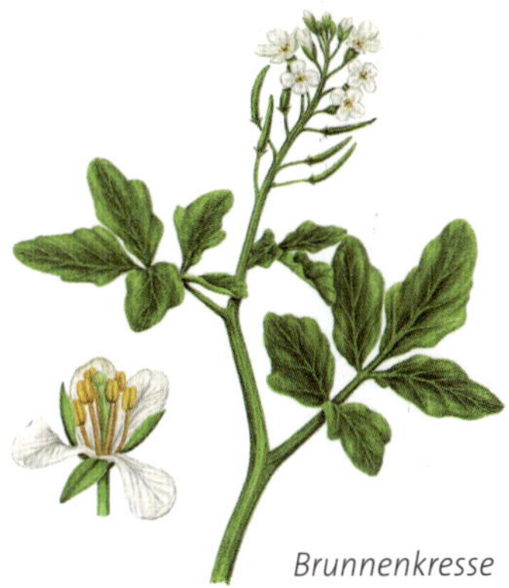

Brunnenkresse

Universalheilmittel zur Vorbeugung von Erkältungskrankheiten

Eberwurz-Zimt-Bertram-Pulver

Die folgende Rezeptur gilt als Universalheilmittel. Zimtpulver wirkt stärkend und stimmungsaufhellend, Bertrampulver reinigend und aufbauend, ebenso Eberwurzpulver. Hildegard empfiehlt die Mischung sowohl Kranken als auch Gesunden: „Die Eberwurz ist warm und etwas kalt. Pulverisiere daher die Wurzel und die Blätter der Eberwurz, und so viel wie die Hälfte davon wiegt, so viel Bertrampulver und so viel Zimtpulver gebe der Kranke bei und mische es. Und das auf diese Weise gemischte Pulver nimm täglich entweder mit Brot oder mit warmem Wein, oder iss es in Suppen, oder trinke es in warmem Wein, und du wirst keine große oder lange Krankheit haben

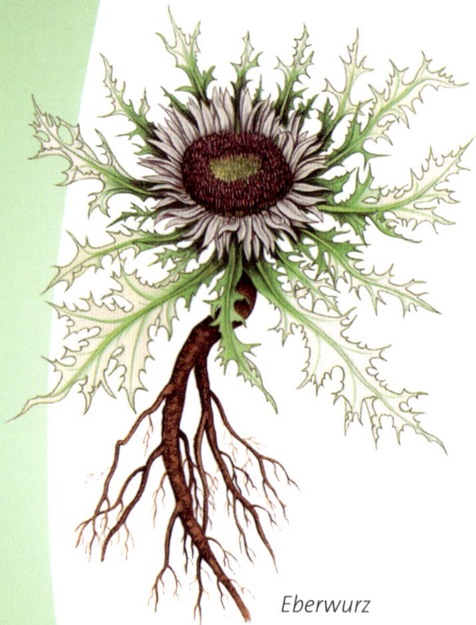

Eberwurz

bis zu deinem Tod. Und kein Mensch meide dieses so bereitete Pulver, weil er, wenn er gesund ist, und dieses Pulver isst, nicht lange krank im Bett liegen wird. Und wer krank ist und es isst, wird gesund werden.“ Hildegard fährt sodann fort mit Empfehlungen von Universalheilmitteln und rät in diesem Zusammenhang zu Eisenkrautwickeln bei „geschwollenem Hals“ (gemeint sind Halsschmerzen aufgrund einer Mandelentzündung).

Zur Rekonvaleszenz

Zypressenbad

Bei Kreislaufschwäche und Schwächegefühlen nach Krankheit empfiehlt Hildegard ein Stärkungsbad mit einem Bund Zypressenzweigen: „Aber auch wer schwach ist oder sogar am ganzen Körper ermattet, der koche die Zweige mit den Blättern im Wasser, und er nehme in diesem Wasser ein Bad, und er nehme es so oft, und er wird geheilt werden und seine Kräfte wiedererlangen.“ Dieses Bad regt zusätzlich die Durchblutung an.

Gerstenkörnerbad

In der Rekonvaleszenz ist dieses Bad mit Gerste gut. Aber auch bei allgemeiner Kraftlosigkeit und Körperschwäche hilft es.

Gerstenkörner 15 Minuten in Wasser kochen. Anschließend 10 Minuten ziehen lassen und abseihen. Den Sud in das Badewasser geben und 15 bis 20 Minuten in der Wanne entspannen. Gerstenbäder sollten zwei- bis dreimal die Woche genommen werden, bis sich der Kranke besser fühlt.

Gerstenkörnerbad

- *3–5 kg Gerstenkörner*

Augenerkrankungen

Im Rahmen der ganzheitlich orientierten Hildegard-Medizin ist ihre Augenheilkunde ein gutes Beispiel, wie durch die Einwirkung mit Naturheilmitteln auf den Stoffwechsel und den gesamten Organismus Augenerkrankungen beeinflusst werden können. Da Hildegard einen Zusammenhang zwischen Sehschwäche und eingeschränkter Nierenfunktion sieht, empfiehlt sie Wermut als Universalheilmittel:

„Der Wermut beseitigt in dir die Nierenschwäche und die Schwarzgalle und klärt deine Augen auf, stärkt dein Herz und lässt nicht zu, dass deine Lunge krank wird. Er wärmt den Magen (Darm) und reinigt die Eingeweide und bereitet eine gute Verdauung.“

Entzündete, tränende Augen

Wermutwein

Wermutwein

- *40 ml Wermutfrühlingssaft*
- *1 l Wein*
- *150 g Honig*

Den Wermutfrühlingssaft in den siedenden Wein, der mit Honig verrührt ist, gießen, sofort vom Herd nehmen, abseihen und heiß in ein steriles Gefäß füllen. Von Mai bis Oktober jeden zweiten Tag davon jeweils 1 Likörglas vor dem Frühstück trinken.

Als weitere Maßnahmen gegen tränende Augen und als umfassende Stärkungsmittel für die Augen empfiehlt Hildegard Rosenblätter sowie Wiesengrün-Wasser-Behandlung und frische Frühlingsapfelbaumblätter.

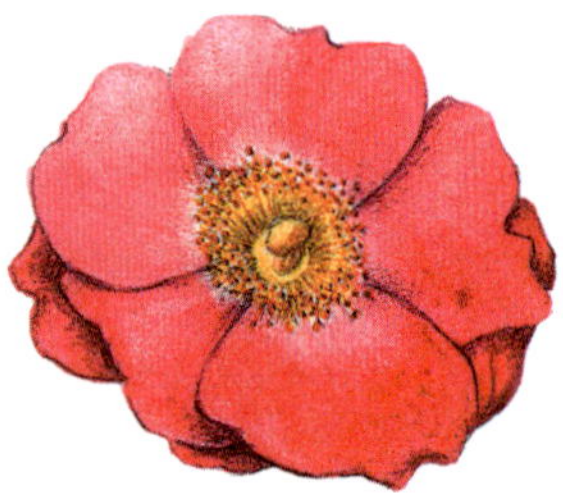

Rosenblätter

Taufrische Rosenblätter (von unbehandelten Rosenblüten) morgens auf das Auge legen, 15 Minuten einwirken lassen.

Wiesengrün-Wasser-Behandlung

Dazu schreibt Hildegard: „Wenn Blut und Wasser in den Augen wegen Alter oder infolge Krankheit übermäßig verbraucht sind, gehe an eine grüne Wiese und schaue sie so lange an, bis dir die Tränen kommen ... Auch nehme ein Leintuch und befeuchte es mit kaltem Wasser und lege es so über die Augen und Schläfen, dass das Augenwasser durch dieses Wasser wieder zum Sehen erweckt wird."

Frische Frühlingsapfelbaumblätter

Im Frühling Apfelknospen und -blätter im Mixer zu saftigem Brei verarbeiten, 1:1 mit einfachen Rebtropfen mischen und abends als Mull- oder Leinenkompresse mit Augenklappe für mindestens 1 Stunde auflegen, doch so, dass nichts in die Augen gelangt. Die Maßnahme täglich wiederholen, solange es im Frühjahr Apfelblüten gibt. Diese Kur gilt in der Hildegard-Medizin als wirkungsvollste Universalmethode für das Auge und hat günstigen Einfluss auf Hornhaut, Regenbogenhaut und Netzhaut.

Überanstrengung der Augen

Saphirbehandlung

Den Saphir mit Wasser befeuchten und die Augenlider mehrmals damit betupfen.

Veilchenöl

- *3 EL Veilchenblüten und -blätter*
- *500 ml Oliven- oder Fenchelöl*

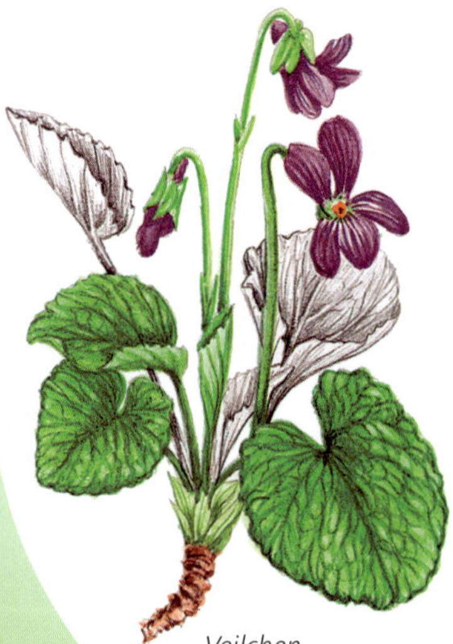

Veilchen

Erhöhter Augeninnendruck

Veilchenöl

Blüten und Blätter in Öl entweder 10 Tage in der Sonne stehen lassen und abseihen oder vorsichtig erhitzen und abseihen. Abends Augen rund um die Augenlider damit befeuchten und darauf achten, dass von dem Öl nichts ins Augeninnere gelangt.

Bindehautentzündung

Die Bindehautentzündung entsteht aufgrund einer bakteriellen Infektion oder als Folge einer Virusinfektion, ebenso durch Zugluft, Sonneneinstrahlung oder allergische Reaktionen, häufig in Verbindung mit Heuschnupfen. Als Heilmittel gegen Bindehautentzündung empfiehlt Hildegard von Bingen das Befeuchten der Augen mit Rebtropfen.

Rebtropfen

Die Flüssigkeit der Rebtropfen wird im Frühjahr nach dem Anschnitt der Reben von morgens bis mittags in sterilen Gefäßen gesammelt und im Kühlschrank verwahrt. Bis zum Abklingen der Bindehautentzündung mehrmals täglich die Augenlider mit den Rebtropfen befeuchten.

Erkrankungen der Beine

Durchblutungsstörungen, Krampfadern, kalte Füße

Hildegard empfiehlt Dachsfell, da sie erkannt hatte, dass damit generell Durchblutungsstörungen in den Extremitäten behandelt werden können.

Dachsfell

Dachsfell sorgt für eine gute Durchblutung der Haut schon nach wenigen Minuten, ebenso für rasche Schmerzbeseitigung. Bei regelmäßiger Massage entsteht durch die Dachshaare eine bessere Durchblutung. Naturheilpraktiker berichten, dass sie manches Raucherbein, das aufgrund schlechter Durchblutung amputiert werden sollte, mit dieser einfachen Methode retten konnten. Auch die Brennnessel hat sich bei Durchblutungsstörungen bestens bewährt.

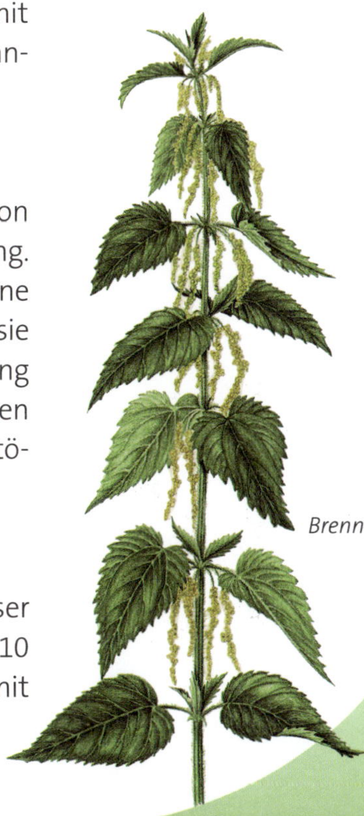

Brennnessel

Brennnesselsaft-Hanf-Kompresse

Am ersten Tag Brennnesselsaft im Verhältnis 1:5 mit Wasser verdünnen (zum Beispiel 2 Esslöffel Brennnesselsaft mit 10 Esslöffeln Wasser) und die zu behandelnde Hautpartie damit

Brennnesselsaft-Hanf-Kompresse

- *frisch ausgepresster Brennnesselsaft*
- *Wasser*
- *Seilerhanf*

befeuchten. Seilerhanf ebenfalls befeuchten und über die Beine binden. Mit einer Mullbinde fixieren, Beine 1 bis 2 Stunden hochlagern.

Am zweiten Tag die Mischung im Verhältnis 1:3 verdünnen, Anwendung wie am ersten Tag. Am dritten Tag 1:1 mischen, Anwendung wie am ersten Tag. Vom vierten bis zehnten Tag werden die Beine mit unverdünntem Brennnesselsaft behandelt, ansonsten Anwendung wie am ersten Tag.

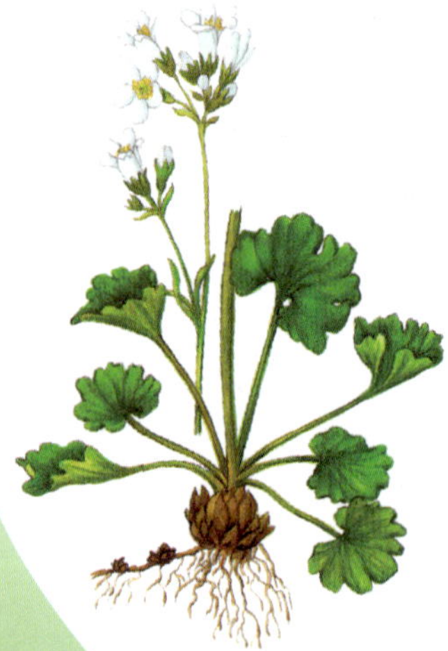

Steinbrech

Gallenleiden

Gallensteine

Gallensteine zählen zu den häufigsten Beschwerden. Jede fünfte Frau und jeder zehnte Mann leiden daran. Sie können jahrelang bestehen, ohne Beschwerden zu verursachen.

Irgendwann können plötzlich starke Koliken einsetzen – heftige Krämpfe im Oberbauch, die sich ins Unerträgliche steigern und bis zur Schulter reichen können, verbunden mit Erbrechen, Schweißausbrüchen, Schwindelgefühl, häufig auch Fieber und Schüttelfrost. Diese Koliken können sich in sehr unterschiedlichen Abständen von Tagen oder Monaten plötzlich wieder einstellen. Es kommt aber auch vor, dass sie innerhalb von drei Tagen von selbst abklingen. Treten die Koliken jedoch wiederholt auf und halten an, verbunden mit Fieber und/oder Gelbsucht, muss dringend ein Arzt aufgesucht werden. Gegen kleine Gallensteine kann nach Abstimmung mit dem Arzt folgendes Arzneimittel aus der Hildegard-Medizin angewendet werden:

Steinbrechsamen

Täglich ½ Messerspitze Steinbrechsamen in 100 ml Wasser (½ Glas) nach dem Essen trinken. Mit diesem Mittel lassen sich kleine Gallensteine beseitigen, größere Steine hingegen sollten operativ entfernt werden. Bei Gelbsucht haben sich folgende Mittel bewährt:

Steinbrechsamen

- *2 g Steinbrechsamen, zerstoßen*
- *Wasser*

Steinbrechsamenwein

Die Steinbrechsamen 1 Stunde im Wein liegen lassen, abseihen und dreimal täglich 1 Likörglas nach dem Essen trinken.

Steinbrechsamenwein

- *10 g Steinbrechsamen*
- *1 l Wein*

Hildegard: „Wer Gelbsucht hat, zerreibe den Steinbrechsamen in Wein und lasse ihn eine Stunde lang liegen. Er trinke das oft nach dem Essen, und die Gelbsucht in ihm wird ausgelöscht, weil diese manchmal durch ein Überfließen der Galle ausgelöst wird und so etwas oft zu Verhärtungen in Form eines Steines führen kann."

Diese Steinbrechmedikation wirkt bei Gelbsucht, deren Ursache Gallensteine sind, da die Steinbrechsamen auch bei der Beseitigung von Gallensteinen eingesetzt werden.

Aloepulver

Aloepulver

- *3–4 Päckchen grobkörniges Aloepulver à 0,5 g*
- *Wasser*

Am Abend den Inhalt eines Aloepulverpäckchens (in Apotheken erhältlich) in ein Wasserglas schütten und vorsichtig normales, kaltes Wasser darübergießen, bis das Glas zur Hälfte gefüllt ist. Über Nacht stehen lassen und am Morgen vorsichtig – ohne den Bodensatz aufzurühren – das darüberstehende Wasser abgießen. Davon jeweils die Hälfte morgens und abends trinken. Es muss nicht unbedingt das gesamte Wasser getrunken werden – aber je mehr, umso besser. Das abgestandene Aloewasser sieht leicht gelbgrün aus, schmeckt bitter und wird in kleinen Schlucken getrunken.

Am folgenden Abend das nächste Aloepulver in derselben Menge ebenso in Wasser ansetzen und über Nacht stehen lassen. Dies drei- bis viermal wiederholen. Nach 3 bis 4 Tagen ist in aller Regel die gelbe Farbe verblasst, das Hautjucken verschwunden und der Appetit zurückgekehrt. – Auch diese Medikation vorher unbedingt mit Ihrem Arzt abstimmen!

Hildegard: „Wer Gelbsucht hat, lege Aloe in kaltes Wasser, und morgens sowie wenn er schlafen geht, trinke er es, und dies tue er drei- oder viermal, und er wird geheilt werden."

Bei Gallenkoliken haben sich folgende Maßnahmen bewährt:

- eine Jaspisscheibe auf den Schmerzpunkt auflegen und mit Olivenöl massieren,
- Ingwermischpulver (Rezeptur siehe unter „Magen-Darm-Erkrankungen", Seite 123) umgehend bei Beginn der Beschwerden einnehmen, damit sich keine Kolik ausweiten kann,
- Schafgarbenkompresse (Rezeptur siehe unter „Hauterkrankungen", Seite 100) warm auf den Schmerzpunkt auflegen.

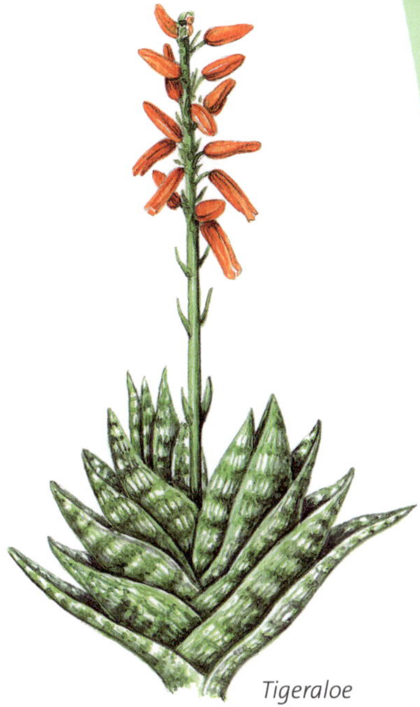

Tigeraloe

Gicht

Bei der Gicht handelt es sich um eine Krankheit, bei der sich in den Gelenken Harnsäurekristalle ablagern. Die Beschwerden treten als Gichtanfall auf, häufig an der großen Zehe oder den Knien: Die Gelenke schwellen an und schmerzen unerträglich.

Die Anlage, diese Stoffwechselkrankheit zu entwickeln, ist erblich. Die Nieren scheiden die im Körper gebildete Harnsäure nicht in ausreichender Menge aus, sodass ihre Konzentration im Blut steigt. Das Erkrankungsrisiko steigt mit zunehmender Harnsäurekonzentration im Blut. Diese wird beeinflusst durch

- üppige fett- und fleischreiche Ernährung,
- Alkohol,
- Medikamente wie Furosemid und Etacrynsäure – beide zur Entwässerung.

Von der Gicht sind vor allem Menschen betroffen, die anlagebedingt zu Übergewicht neigen. Hildegard: „Wer weiches üppiges Fleisch an seinem Körper hat, und häufig allerlei Leckerbissen isst, wird leicht von Gicht befallen ... Es ereignet sich oft bei Leuten, die allerlei durcheinander essen, dass sie danach leicht krank werden. Wenn also Leute mit weichem, üppigem Fleisch am Leib im Übermaß allerlei leckere Speisen zu sich nehmen, so nehmen die schlechten Säfte bei ihnen sehr überhand, fließen in ihnen über und vermehren sich, sodass es unmöglich wird, sie davor zurückzuhalten, dass sie nicht ordnungslos in solchen Menschen hierhin und dahin fließen und so endlich in die unteren Körperteile herabsteigen und in den Schenkeln und Füßen zu toben beginnen. Und weil sie hier keinen Ausweg haben und zu oberen Körperteilen, woher sie gekommen sind, nicht wieder aufsteigen können, so verbleiben sie in den unteren Gliedern, werden in Schleim umgewandelt und verhärten. Dann empfindet solch ein Mensch in seinen Beinen und Füßen die Gichtschmerzen, sodass er kaum gehen kann." Sie empfiehlt:

Gewürznelken

Hildegard schreibt, dass durch das Kauen von Gewürznelken das Bindegewebe abschwillt, ebenso die Anschwellungen der inneren Organe durch diese Maßnahme zurückgehen, denn – so Hildegard – die „Gewürznelken mindern die Anschwellung der Innereien und verjagen damit auch die Gichtschmerzen". Deshalb empfiehlt sie, täglich 2 bis 4 Gewürznelken langsam im Mund zergehen zu lassen.

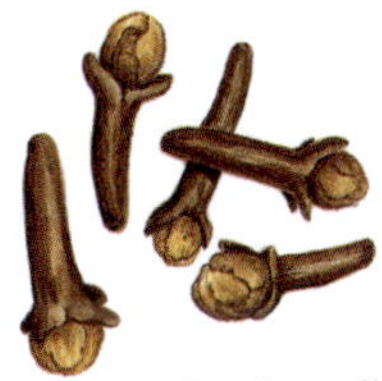

Gewürznelken

Walnusswurzelerde-Sauna

Etwa 1 Kilogramm Erde von den Wurzeln eines Walnussbaums abgraben, in einer Pfanne glühend heiß erhitzen und im Saunabad auf den Steinen mit heißem Wasser übergießen und inhalieren. Zwei- bis dreimal wöchentlich wiederholen. Wer keine Heimsauna hat, kann auch die Erde in einer heißen Pfanne mit Wasser übergießen, den Kopf mit einem Frotteehandtuch überdecken und den Wasserdampf inhalieren.

Bertrammischpulver

- *30 g Bertrampulver*
- *10 g Ingwerpulver*
- *5 g weißes Pfefferpulver*

Bertrammischpulver

Pulver mischen und dreimal täglich 1 Messerspitze in 1 Likörglas mit Petersilie-Honig-Wein (Rezept siehe Seite 112 f.) vor den Mahlzeiten trinken.

Weitere Tipps

- Regelmäßig Fastenkuren einlegen, die den Harnsäurespiegel senken.
- Gewichtsreduzierung; eine Gewichtsabnahme von 7 bis 9 Kilogramm senkt den Harnsäurespiegel um 2 mg/100 ml.
- Viel Wasser mit geringem Mineralstoffanteil trinken.

Harnwegserkrankungen

Das Harnwegssystem besteht aus Nieren, Harnleiter und Blase. Die Nieren gehören zu den wichtigsten Körperorganen. Ohne ihre ständige harte Arbeit würden wir von unseren eigenen Abfallprodukten vergiftet werden. Nach Hildegards Auffassung sind die Nieren, die über ein langes Leben und Gesundheit bestimmen, der Sitz der Lebensenergie. Die Nieren regeln – so Hildegard weiter – das physiologische Gleichgewicht des Körpers.

Jede Niere besteht aus etwa einer Million winzig kleiner Einheiten. Das Blut gelangt über die Arterien in die Nieren, wird dort gefiltert und zur Ausscheidung als Urin in den Harnleiter befördert. Wertvolle Substanzen wie Glukose und Aminosäuren werden in den Nieren wieder aufgenommen und gelangen über die Venen in den Blutkreislauf zurück.

Die Bedeutung der Nieren liegt sowohl in der Wiederaufnahme von Substanzen (Reabsorption) als auch in dem, was sie als Urin ausscheiden. Etwa 90 Prozent des Wassers und fast alle Nährstoffe werden reabsorbiert. Abfallprodukte wie Harnstoff, der durch die Aufspaltung von Eiweiß entsteht, gehen in den Urin und werden so aus dem Körper ausgeschieden. Der

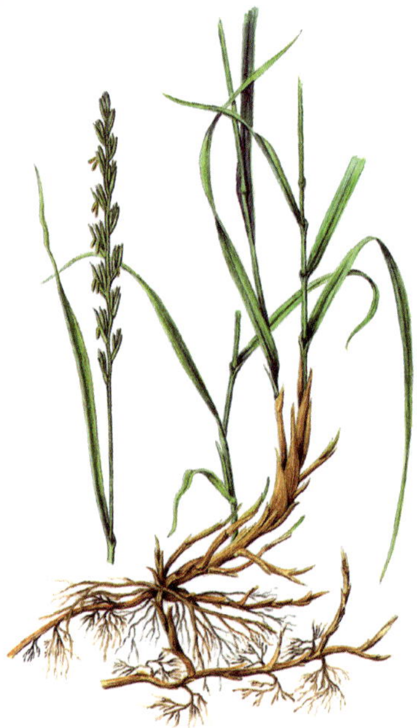

Gewöhnliche Quecke

Urin wird vom Nierenbecken durch den Harnleiter in die Blase geleitet, wo er verbleibt, bis es zur Blasenentleerung durch die Harnröhre kommt. Ein gesunder Erwachsener verliert etwa 2 ½ Liter Flüssigkeit pro Tag. Ungefähr 1 ½ Liter davon werden als Urin ausgeschieden, die restliche Menge ist Feuchtigkeitsverlust durch den Darm, Schweiß und Atmung. Diese Zahlen sollen veranschaulichen, wie wichtig das Harnwegssystem bei der Ausscheidung von Abfall- und Giftstoffen ist.

Neben der Regulierung des Wasser- und Salzhaushalts sorgen spezielle Nierenzellen auch für die Überwachung des Säure- und Alkaligleichgewichts im Körper. Durch das Hormon Renin können die Nieren auch den Blutdruck überwachen und anheben. Dieses Hormon veranlasst auf komplexen Bahnen die Arterien, sich zusammenzuziehen, und erhöht so den Blutdruck. Erhöhter Blutdruck kann also ein Zeichen für eine Nierenerkrankung sein. Außerdem wird in den Nieren Erythropoietin (EPO) produziert, das das Knochenmark zur Bildung roter Blutkörperchen anregt.

Heilkräuter für das Harnwegssystem sind nach Hildegard nicht nur für diesen Bereich hilfreich, sie unterstützen auch den Reinigungsmechanismus des Körpers im Allgemeinen.

Man sollte nie eine Reinigung des Körpers mit Kräutern durchführen, wenn die Nieren nicht richtig funktionieren.

Bei Anwendung tiefenwirksamer Kräuter, die die Ausscheidung von Abfallstoffen fördern, kann es sehr schnell zu einer Krise kommen, wenn die Nierenfunktion unzureichend ist. Man sollte mit milden, harntreibenden Mitteln wie Odermennig und Schachtelhalm beginnen, die die Nieren stärken und die Ausscheidung von Abfallprodukten im Urin fördern.

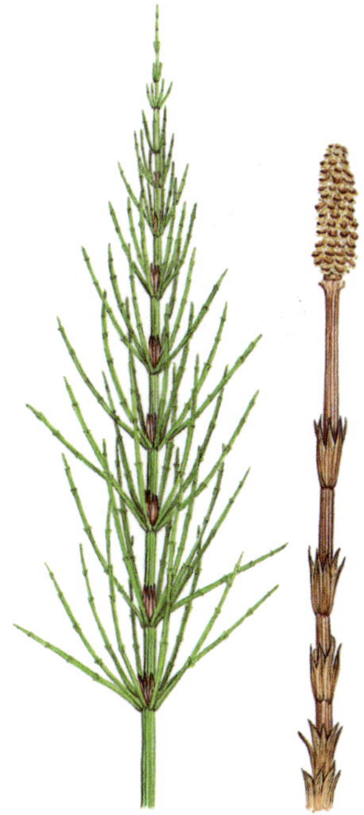

Ackerschachtelhalm

Wirkung harntreibender Heilkräuter

- Viele Kräuter wirken harntreibend, erfüllen aber auch noch ergänzende Funktionen. Odermennig und Schachtelhalm stillen zum Beispiel Blutungen der Harnwege – ein Symptom, das stets ärztlich untersucht werden muss!
- Manche pflanzlichen Mittel wie Maiglöckchen und Besenginster erhöhen das Herzminutenvolumen, wodurch die Nierentätigkeit verstärkt wird. Andere enthalten Substanzen, die von den Nierenkanälchen nicht wieder absorbiert werden können, zum Beispiel das Mannitol in der Quecke und die ätherischen Öle im Wacholder. Durch die Osmose kommt es dann zu verstärktem Harnfluss. Kräuter mit

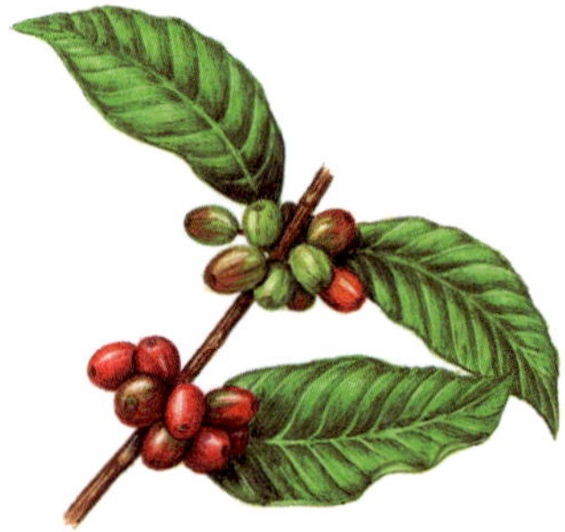

Kaffeestrauch

ätherischen Ölen töten zwar Keime in den Harnwegen ab, können aber bei einer Nieren- oder Harnwegsinfektion die Entzündung verstärken, wenn sie, wie der Wacholder, starke ätherische Öle enthalten.

- Das Koffein und die Substanzen Theobromin und Theophyllin im Tee erweitern die Blutgefäße in den Nieren und wirken deshalb harntreibend.
- Kräuter wie Dost fördern nicht nur den Harnfluss, sondern auch die Ausscheidung von Steinen und Grieß im Harntrakt. Andere harntreibende Mittel wie Eibisch und Quecke wirken schleimhautschützend sowie lindernd und sind deshalb gut zur Behandlung von Entzündungen der Harnwege geeignet.

Blasenentzündung

Eine Blasenentzündung kann in jedem Alter auftreten und tritt bei Frauen 20-mal häufiger als bei Männern auf. Das liegt daran, dass die Harnröhre bei Frauen viel kürzer ist und deshalb Infektionen leichter in die Blase vordringen können. Solche „aufsteigenden“ Infektionen äußern sich normalerweise durch ein unangenehmes Gefühl am Harnröhrenausgang, und die

Erkrankung schreitet fort, wenn die Entzündung weiter nach oben geht. Die Entzündung wird gewöhnlich von stabförmigen Kolibakterien verursacht. Diese Bakterien sind auch im Darmtrakt vorhanden und können beim Stuhlgang zum Harnröhrenausgang befördert werden.

Wer öfter an Blasenentzündung leidet, kann mit ein paar sinnvollen Maßnahmen vorbeugen. So sollte man nach jedem Stuhlgang sowie morgens und abends den Damm – den Bereich zwischen Harnröhre und After – mit einem Extrawaschlappen reinigen. Verwenden Sie keine Puder, Cremes und antiseptischen Mittel, denn sie können das empfindliche Gewebe in diesem Bereich reizen. Tragen Sie jeden Tag frische baumwollene Unterwäsche, und waschen Sie sie mit Seifenpulver statt mit den üblichen Waschmitteln.

Um die Infektion zu bekämpfen, die die Blasenentzündung verursacht, muss man dafür sorgen, dass der Urin saurer oder alkalischer wird. Er wird alkalischer, wenn man bei Beginn der Erkrankung zweimal täglich 1 Teelöffel Natron, in etwas Wasser aufgelöst, zu sich nimmt. Diesen Rat sollten Sie jedoch nicht bei Herzbeschwerden befolgen. Um den Urin im alkalischen Bereich zu halten, sollte man sich vegetarisch ernähren

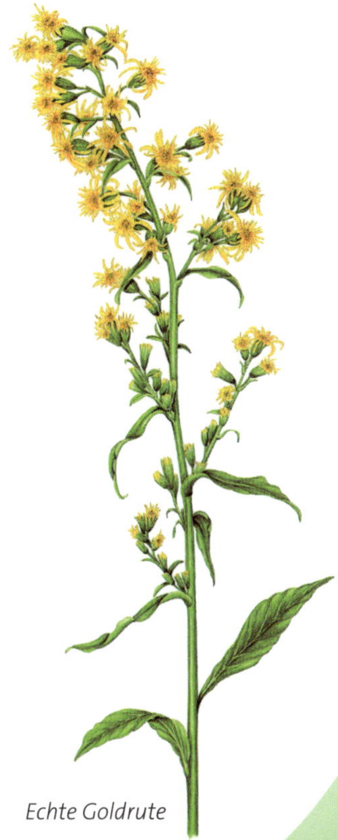

Echte Goldrute

und saure Lebensmittel wie Essig, in Essig eingelegtes Gemüse, Rhabarber und Stachelbeeren meiden.

Damit die Entzündung zurückgeht, sollte man viel Wasser und vier- bis fünfmal täglich eine Abkochung aus je 30 g Echtem Eibisch, Quecke, Schachtelhalm und Goldrute, verteilt auf 500 ml Wasser, trinken.

Zur Linderung der Beschwerden im Harntrakt empfiehlt Hildegard Gerstenwasser. Dazu 100 g ganze Gerste in etwas Wasser kochen und abseihen. Dann 500 ml frisches Wasser über die gereinigte Gerste gießen und 15 g gut gewaschene (unbehandelte) Zitronenschale dazugeben. Das Ganze köcheln lassen, bis die Gerste weich ist, anschließend vom Herd nehmen und abkühlen lassen, bis das Wasser lauwarm ist. Abgießen und – mit etwas Honig gesüßt – mehrmals täglich 1 Tasse davon trinken.

Nierenerkrankungen

Da die Nieren ein lebenswichtiges Organ sind, ist bei Verdacht auf eine Nierenerkrankung von ausschließlicher Selbstmedikation abzuraten. Man sollte sich auf jeden Fall zuerst von einem Facharzt untersuchen lassen. Im Hinblick auf Nierensteine und

Nierengrieß kann jedoch nach Abstimmung mit dem Arzt eine Eigenbehandlung nach den folgenden Rezepten komplementär zur ärztlichen Versorgung sinnvoll sein.

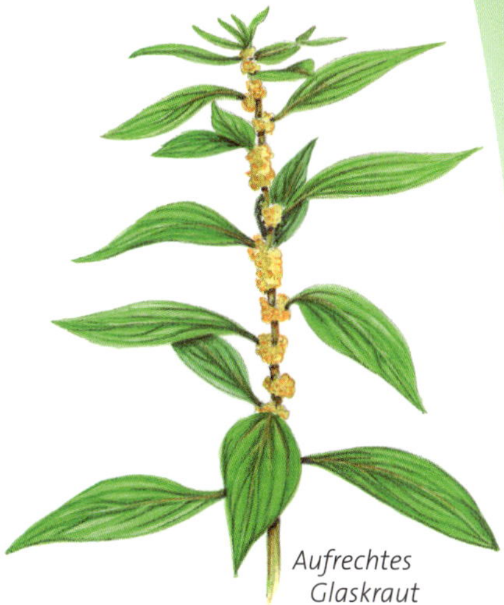

Aufrechtes Glaskraut

Nierensteine und Nierengrieß

Warum sich Nierensteine oder Nierengrieß – die kleineren Ablagerungen – bilden, ist wissenschaftlich noch nicht vollständig geklärt, jedoch scheinen die folgenden Faktoren dazu beizutragen.

Durch eine Infektion im Harntrakt können Zelltrümmer zu einem „Herd" werden, um den herum sich Kristalle bilden. Der Urin wird durch die Einwirkung von Bakterien alkalischer, was zu Ablagerungen von Phosphaten und schließlich zur Bildung von Calciumphosphatsteinen führt.

Durch starkes Schwitzen oder geringe Flüssigkeitsaufnahme kann der Urin konzentrierter werden, die Harnsalze verfestigen sich und bilden Steine. Wer Steine hat, sollte nach Hildegard täglich 2 bis 3 Liter Flüssigkeit trinken, davon ½ Liter abends, damit auch nachts Urin ausgeschieden wird. Man sollte so viel trinken, dass man in 24 Stunden mindestens 1½ Liter Urin ausscheidet.

Auch zu viel Harnsäure – wie bei Gicht (siehe Seite 85) – und erhöhte Calciumabsonderung der Nieren kann zu Steinen führen, wenn sich das Calcium im Urin nicht ausreichend löst. Bei sehr langer Bettlägerigkeit oder ständigem Mangel an Bewegung kann mehr Calcium aus den Knochen ins Blut gelangen und so den Calciumspiegel im Urin erhöhen. Außerdem können eine ererbte Veranlagung und Übergewicht die Bildung von Nierensteinen begünstigen.

Es gibt drei verschiedene Arten von Nierensteinen: Harnsäuresteine, Calciumoxalat- und Calciumphosphatsteine. Wenn man Grieß im Urin findet, sollte man ihn vom Arzt untersuchen lassen. Sobald festgestellt wurde, welche Art von Steinen es ist, kann man entsprechend behandeln. Sind es Harnsäuresteine, ist der Urin sauer. Den Säuregehalt kann man mit pH-Wert-Teststreifen feststellen, die es in jeder Apotheke gibt. Damit sich diese Steine auflösen, sollte man alkalische Lebensmittel essen, wie Kartoffeln, Gemüse und Obst, jedoch Zitrusfrüchte meiden. Die Aufnahme von Eiweiß sollte verringert werden, weil dadurch der Harnsäurespiegel eher steigt. Besonders Leber, Nieren, Bries, Fischrogen, Sardinen und Sprotten sind zu meiden. Trinken sollte man vorzugsweise Mineralwasser.

Bestehen die Steine aus Calciumoxalat, sollte man alle Nahrungsmittel meiden, die Oxalate enthalten, wie Spinat, Rhabarber, Rote Bete, Petersilie, Sauerampfer und Schokolade. Wer zur Bildung von Oxalatsteinen neigt, scheidet oft zu viel Calcium im Urin aus, das zusammen mit Oxalsäure die Steine bildet. Dann sollte man auch wenig Milchprodukte zu sich nehmen, die viel Calcium enthalten. Magnesiumreiches Mineralwasser kann die Löslichkeit des Calciums verbessern.

Calciumphosphatsteine entstehen meist bei Infektionen im Harntrakt. In diesem Fall ist der Urin alkalisch. Man sollte Nahrungsmittel wie Fleisch, Fisch und Eier zu sich nehmen, um ihn saurer zu machen, wenn der Arzt bestätigt, dass es sich um diese Art von Steinen handelt. Auch hier sind Milchprodukte zu meiden.

Um Steine aller Art aufzulösen und auszuspülen, empfiehlt sich ein Aufguss bzw. eine Abkochung aus je 30 g Strauchhortensie, Glaskraut, Quecke, Maisbart und Klebkraut sowie je 60 g Dost und Eibischwurzel, verteilt auf 500 ml Wasser.

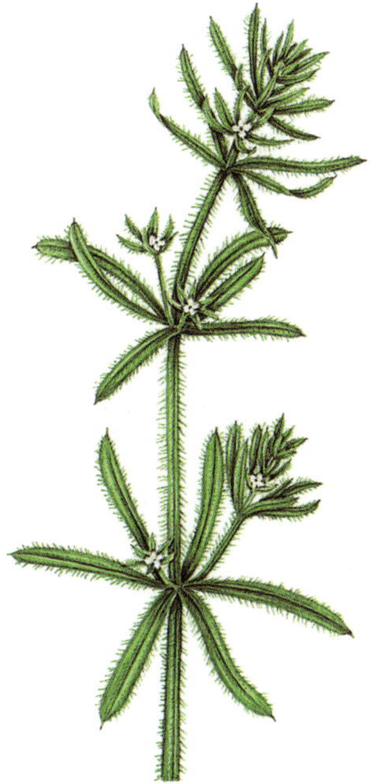

Kletten-Labkraut, Klebkraut

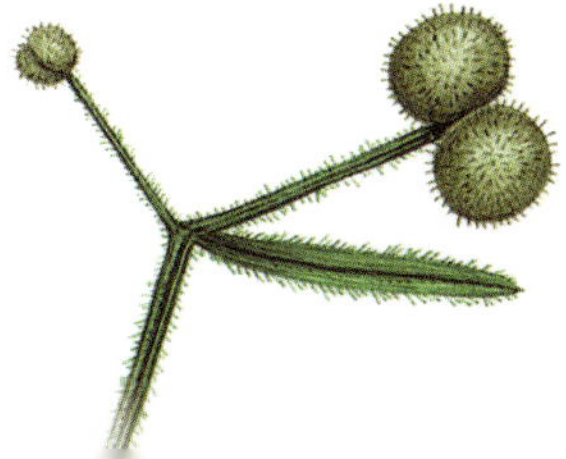

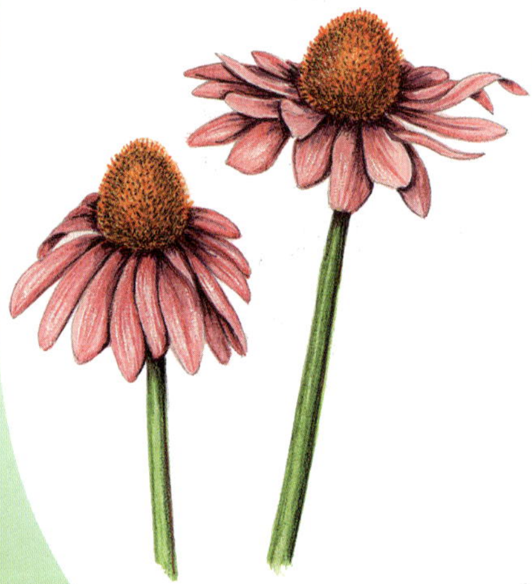

Sonnenhut

Prostatabeschwerden

Die Prostata – Vorsteherdrüse – ist normalerweise kastaniengroß und kann, wenn sie entzündet oder vergrößert ist, auf die Harnröhre drücken, die durch sie hindurchführt. Auch der Blasenausgang kann blockiert und die Harnentleerung so erschwert werden. Es kommt dann zum sogenannten Harndrang und häufiger Harnentleerung, besonders nachts. Das Urinieren kann schmerzhaft sein. In der Blase zurückbleibender Harn kann sich infizieren und eine Blasenentzündung auslösen, durch Druck nach hinten kann es zu einer Niereninfektion kommen. Der hohe Harnstoffgehalt des Blutes kann manchmal sogar zu geistiger Verwirrung führen.

Es gibt drei Arten von Prostatabeschwerden: Prostataentzündung, gutartige Vergrößerung der Prostata und Prostatakrebs. Die Prostataentzündung ist die Entzündung der Vorsteherdrüse durch eine Harnwegsinfektion, eine Geschlechtskrankheit oder eine Infektion im Blut. Die Hauptsymptome sind Schmerzen beim Urinieren, in der Leistengegend oder im Rücken. Auch Fieber kann auftreten.

Man sollte bei solchen Beschwerden zum Arzt gehen. Nach Abstimmung mit ihm lassen sie sich durch eine Abkochung aus je 30 g Beerentraube, Goldrute, Dost und Quecke sowie je 60 g Sonnenhut und Schachtelhalm, verteilt auf 500 ml Wasser, lindern.

Die gutartige Vergrößerung der Prostata ist sehr häufig. In Europa leidet die Hälfte aller Männer über 60 Jahren daran. Sie scheint teilweise durch sitzende Arbeit und verzögerte Harnentleerung ausgelöst zu werden. Manchmal besteht jedoch ein Zusammenhang mit der altersbedingten Veränderung der relativen Mengen an Östrogen und Androgen. Bei allen Prostataproblemen ist eine rektale Untersuchung durch einen Facharzt erforderlich.

Bei einer Vergrößerung der Prostata kann eine langfristige Behandlung mit pflanzlichen Mitteln hilfreich sein. Manche wirken direkt auf die Prostata ein, andere unterstützen das Hormongleichgewicht. Bei Vergrößerung der Prostata sollte man jeden Tag 1 Handvoll Kürbissamen essen. Sie enthalten einen den männlichen Hormonen ähnlichen Stoff und Zink, die beide für die Prostata gut sind. Auch zusätzliches Vitamin E und zusätzlich zugefügtes Zink helfen. Man sollte sich viel bewegen und Kräutersitzbäder mit einem starken Aufguss aus Schachtelhalm, Wacholder, Quecke und Beerentraube zu glei-

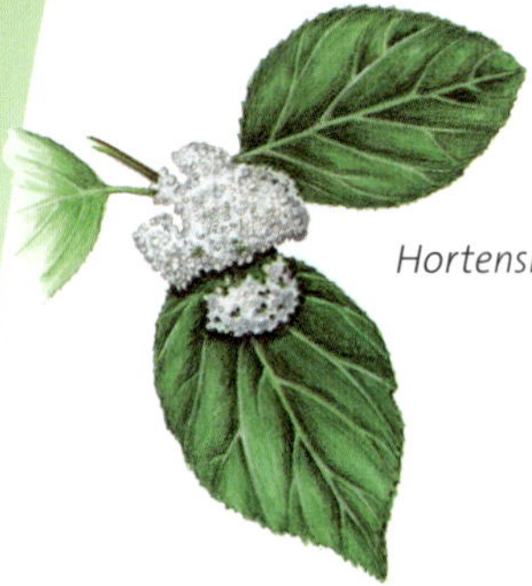

Hortensie

chen Teilen nehmen. Auf je 500 ml Wasser nimmt man 60 ml Aufguss. Manche Kräuter wirken direkt auf die Prostata ein, andere unterstützen das Hormongleichgewicht. Bei hormonellen Problemen empfiehlt sich eine Abkochung aus je 30 g Einhorn, Strauchhortensie und Goldrute sowie je 60 g Sarbal und Quecke, verteilt auf 500 ml Wasser.

Hauterkrankungen

Die Haut ist unser größtes Organ und enthält viele mikroskopisch kleine Nervenenden, die wie Antennen funktionieren und dem Gehirn Informationen über Wärme, Kälte, Berührung, Druck und Schmerz liefern. Die Haut ist unsere Kontaktstelle zur Außenwelt, und wenn wir mit unserer Umgebung Probleme haben – entweder körperlich, aufgrund von Luftverschmutzung oder seelisch –, können sich daraus Hauterkrankungen entwickeln.

Die Haut spiegelt also auch unser Befinden wider, und deshalb muss bei Hauterkrankungen der Allgemeinzustand des/der Betroffenen berücksichtigt werden. Liegen seelische Probleme zugrunde, die unbehandelt bleiben, haben nur äußerlich aufgetragene Salben langfristig keine durchgreifende Wirkung. Es ist sogar wahrscheinlicher, dass durch Unterdrückung der Symptome mehr Schaden angerichtet wird, denn die Haut bringt nach Hildegards Auffassung von Natur aus Probleme an die Oberfläche, die sonst auf tieferer Ebene zu Erkrankungen führen würden.

Akne

Unter Akne versteht man die chronische Entzündung der Talgdrüsen, die sich durch Mitesser, Knötchen, Pusteln und Zysten äußert. Akne ist bei Heranwachsenden sehr häufig und verschwindet oft spontan, wenn sie über 20 sind. Um Akne zu vermeiden, sollte man sich vorwiegend von frischem Gemüse und Obst ernähren. Zucker, Gebratenes und tierische Fette einschließlich Käse und Butter sollten gemieden werden, kalt gepresste Pflanzenöle sind hingegen sehr zu empfehlen.

Durch Schokolade, Süßigkeiten, Kartoffelchips und andere „schnelle Mahlzeiten" wird die Haut nur schlechter. Kaffee und Alkohol sollte man ebenso meiden wie Schalentiere und Kelp, die viel Jod enthalten. Eine ballaststoffreiche Ernährung sorgt für regelmäßige Darmtätigkeit und somit auch für die Ausscheidung toxischer Stoffe.

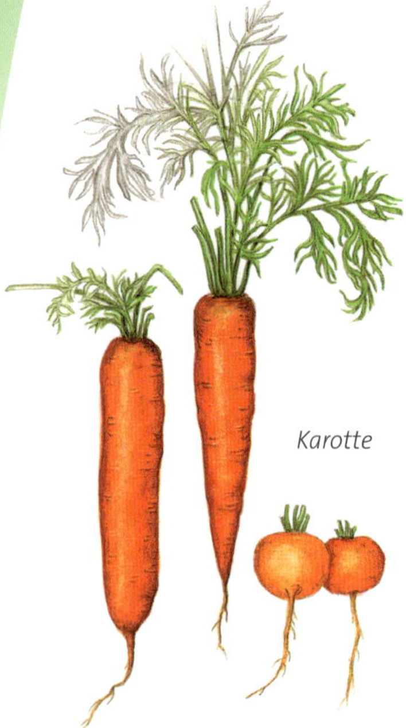
Karotte

Praktiker der Hildegard-Medizin haben festgestellt, dass Vitamin A bei Akne sehr gut hilft, und man sollte deshalb jeden Tag 1 oder 2 Gläser Möhrensaft trinken. In einem Entsafter kann man mit den Möhren auch Kohl, Äpfel und Rote Bete auspressen, um die positive Wirkung auf die Haut noch zusätzlich zu steigern.

Damit das in der Leber gespeicherte Vitamin A ins Blut abgegeben wird, braucht der Körper Zink. Wer an Akne leidet, sollte täglich 15 mg Zink zu sich nehmen oder Kürbissamen essen, die reich an Zink sind. Sehr zu empfehlen sind auch Nachtkerzenöl und Vitamintabletten mit Hagebutte, die zusätzliches Vitamin C liefern und so Hautinfektionen vorbeugen. Die an Vitamin E reichen Weizenkeime können helfen, die Hormonproduktion auszugleichen. Vitamin E allein oder in Verbindung mit Beinwell unterstützt das Abheilen der Hautnarben, wenn die Entzündung abgeklungen ist.

Außerdem sind auch Aufgüsse und Abkochungen aus blutreinigenden Kräutern wie Löwenzahn, Brennnesseln und Schwertlilie zu empfehlen. Zur Bekämpfung von Hautinfektionen nimmt man pflanzliche Antibiotika wie Sonnenhut und Indigo. Bei manchen Frauen wird Akne kurz vor der Menstruation schlimmer, wenn der Östrogenspiegel fällt und Androgene überwiegen. Die Überproduktion männlicher Geschlechtshormone (Androgene) ist auch bei pubertierenden Jungen ein Problem. In diesem Fall sind Aufgüsse aus einer Kräutermischung mit Salbei und Engelwurz hilfreich.

Da bei Akne die Haut verstopft ist, empfiehlt sich ein Gesichtsdampfbad, um die Poren zu öffnen. Man übergießt dazu je 1 Esslöffel Lavendel, Kamille, Holunderblüten, Lindenblüten, Schafgarbe oder Frauenmantel mit 500 ml kochendem Wasser.

Nach etwa 8 Minuten haben sich die Poren so weit geöffnet, dass sich die Mitesser mit einem sauberen Wattebausch leicht entfernen lassen.

Fette Haut reinigt man mit einer Mischung aus frischem Zitronensaft sowie Rosen- und Holunderblüten zu gleichen Teilen. Auch Waschungen mit Zitronensaft und Hafermehl, in Wasser verrührt, mit warmer Milch oder Joghurt sind zu empfehlen. Diese äußerlichen Anwendungen sind aber nur sinnvoll, wenn die Akne auch von innen behandelt wird.

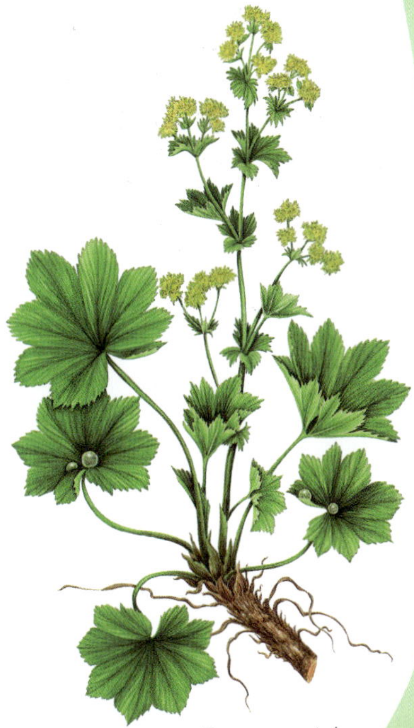

Frauenmantel

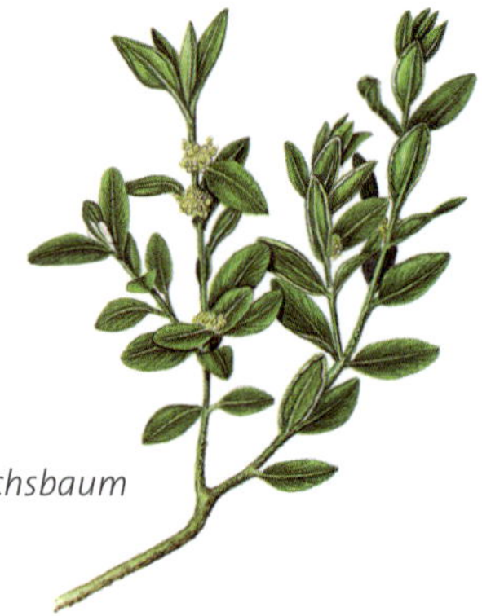

Buchsbaum

Buchsbaumsaft

- *1 TL Buchsbaumsaft*
- *30 ml Rosen-Urtinktur*
- *70 ml Süßholzsaft (verdünnt 1:1)*
- *250 ml Wein*

Ekzeme

Ekzeme sind entzündliche Hautkrankheiten, die jedoch nicht ansteckend sind. Charakteristisch für sie ist ein meist trockener, manchmal auch nässender, in jedem Fall juckender schmerzhafter Hautausschlag. Die Ursachen können so vielfältig sein, dass es Detektivarbeit und viel Geduld erfordert, die beste Behandlung zu finden. Im Folgenden ein paar bewährte Mittel der Hildegard-Medizin:

Buchsbaumsaft

Um das Ekzem von innen nach außen abzuheilen, wird zunächst eine innere Einnahme von Buchsbaumsaft mit Rosenlakritzsaft empfohlen. 8 Tage nach der inneren Behandlung beginnt die eigentliche Hauttherapie mit einer Mischung aus Buchsbaumsaft und Olivenöl. Mit dieser Kombination wird die „innere Unreinheit" nach außen getrieben, und die Haut wird wieder rein.

Saft und ½ Teelöffel Rosenlakritzsaft (Mischung aus Rosen-Urtinktur und Süßholzsaft) mit Wein erhitzen. Davon dreimal täglich bis zum Abklingen des Ekzems 1 Likörglas vor dem Essen trinken.

Buchsbaumsaft-Olivenöl

Mit der Mischung aus Buchsbaumsaft und Olivenöl werden die Hautausschläge vorsichtig abgetupft und verbunden. Dreimal täglich wiederholen.

Buchsbaumsaft-Olivenöl
- *3 TL Buchsbaumsaft*
- *4 TL Olivenöl*

Lärchensalbe

Junge, frische Lärchenbaumspitzen werden im Mixer zu einem Brei verarbeitet. Davon werden 10 g in 100 g frisches Schweineschmalz nach kurzem Erwärmen verrührt. Auf die trockene rissige Haut und die juckenden Stellen wird die Lärchensalbe direkt einmassiert. Täglich wiederholen.

Lärchensalbe
- *10 g Lärchenbaumspitzen*
- *100 g Schweineschmalz*

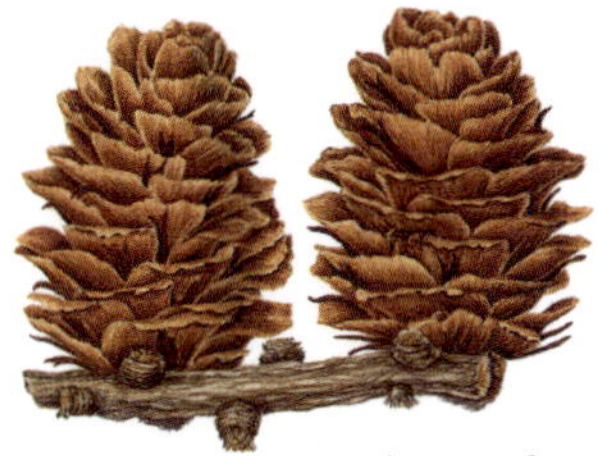

Lärchenzapfen

Bergkristall

Die nässenden Hautausschläge werden mit einem sonnengewärmten Bergkristall in Berührung gebracht und 30 Minuten lang aufgebunden.

Schafgarbentee

Schafgarbenblätter und -pulver etwa 3 Minuten in kochend heißem Wasser ziehen lassen, abseihen und schluckweise trinken.

Schafgarbentee
- *1 EL Schafgarbenblätter*
- *3 Msp. Schafgarbenblätterpulver*
- *250 ml Wasser*

Schafgarbenkompresse

1 EL Schafgarbenblätter
• 250 ml Wasser

Schafgarbenkompresse

Blätter in Wasser 1 Minute aufkochen, warm und feucht über einen Verbandmull direkt auf die Wunde binden. Wenn der Verband trocken ist, erneuern. Beginnt die Wunde zu heilen, kann man die Schafgarbenblätter direkt auf die Wunde binden. Mit dieser Methode heilen auch die schlimmsten Wunden. Selbst hartnäckige Keime lassen sich so beseitigen.

Furunkel und Karbunkel

Unter Furunkel versteht man die eitrige Entzündung eines Haarbalgs oder einer Schnittwunde durch eine Infektion. Mehrere beieinanderliegende Furunkel werden als Karbunkel bezeichnet. Wer immer wieder unter solchen Infektionen leidet, sollte Ernährung und Lebensführung ändern, um die Widerstandskraft des Körpers zu stärken. Es sollte mithilfe eines Arztes festgestellt werden, ob es einen Eiterherd im Körper gibt – vielleicht einen Zahnabszess –, der sich negativ auswirkt. Zu empfehlen sind Aufgüsse aus Kräutern wie Sonnenhut, die das Immunsystem stärken, zusammen mit entzündungshemmenden Kräutern wie Myrrhe, Klette, Veilchen, Löwenzahnwurzel, Knoblauch und Thymian. Durch einen heißen Zugum-

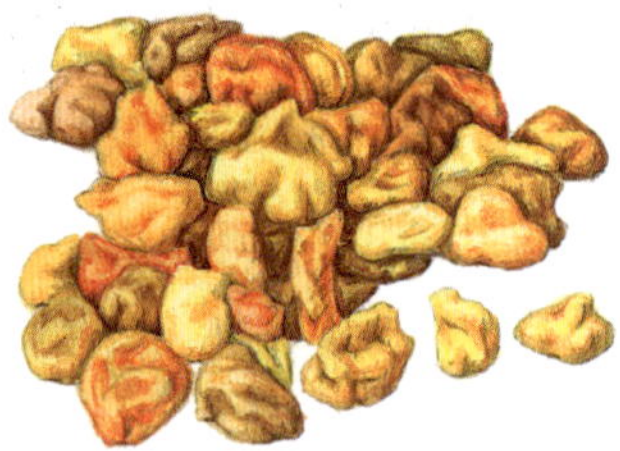

Harz der Myrrhe

schlag geht der Furunkel auf, sodass der Eiter abfließen kann. Sehr wirksam ist ein Umschlag aus Ulmenpulver mit Wasser zu einer Paste verrührt. Wegen der antibakteriellen Wirkung gibt man noch ein paar Tropfen Lavendel- oder Eukalyptusöl ins Wasser.

Schuppenflechte

Die Schuppenflechte ist eine relativ häufige Hautkrankheit, unter der etwa vier Prozent der Bevölkerung leiden. Kennzeichnend sind trockene, silberweiße Schuppen, die sich oft an den Gliedmaßen und auf der Kopfhaut bilden. Die Haut darunter ist rosa oder rot und juckt oft. Die Krankheitsursache ist unbekannt. Das unmittelbare Problem ist eine starke Überproduktion von Epithelzellen an der Hautoberfläche. Die äußere Hautschicht schält sich zu schnell und legt so die ungeschützte tiefere Schicht frei. Es besteht ein Zusammenhang zwischen Schuppenflechte, Arthritis und Veränderungen der Nägel. Oft ist die Schuppenflechte in der Familie schon aufgetreten; sie wird manchmal stärker und dann wieder schwächer. Charakteristisch für die Schuppenflechte ist die Überaktivität der äußeren Hautschicht. Viele Betroffene muten sich zu viel zu, sind rast-

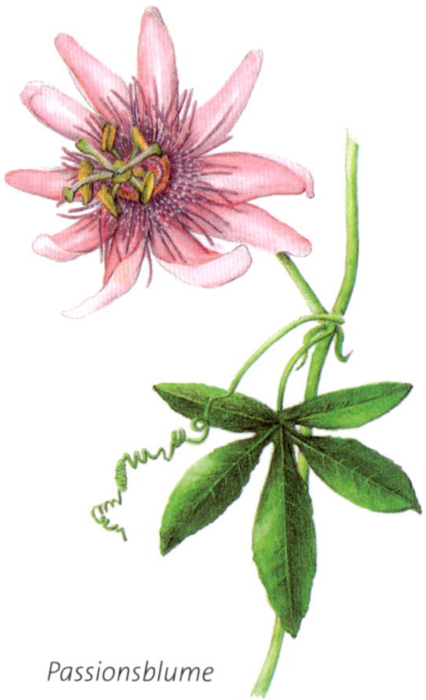

Passionsblume

los und überaktiv, was sich in der Haut widerspiegelt. Oft tritt Schuppenflechte erstmals nach einem schweren Schock auf, der eine Störung der Nebennierenhormone zur Folge hat. Wer an Schuppenflechte leidet, sollte unbedingt versuchen, das Übermaß an Stress durch regelmäßigen Sport, Entspannungsübungen und Meditation abzubauen. Schuppenflechte lässt sich recht gut mit Kräutern behandeln, die das Nervensystem entspannen und stärken, wie Helmkraut, Eisenkraut, Hafer, Passionsblume, Kamille und Hopfen. Süßholz unterstützt die Funktion der Nebennieren.

Gegen die Trockenheit der Haut sollte man Aufgüsse aus Kräutern trinken, die das Blut anreichern. Dazu zählen Klette, Wiesenklee, Brennnessel und Schwertlilie. Auch Engelwurz ist ein gutes Blutstärkungsmittel.

Da sich die Haut bei Schuppenflechte schnell ablöst, kann dadurch in schweren Fällen der Kreislauf belastet werden, was schließlich die Herzfunktion beeinträchtigt. Hier sind Kräuter wie Weißdorn und Herzgespann hilfreich, die Herz und Kreislauf stärken.

Arzneien, die die Durchblutung der peripheren Gefäße fördern, wie schweißtreibende und Kreislaufmittel, sollten jedoch nicht angewendet werden. Ebenso ist Alkohol, der die peripheren Blutgefäße erweitert, strikt zu meiden.

Gegen die trockene Haut kann man auch äußerlich etwas tun, zum Beispiel Lavendelöl, gemischt mit Olivenöl, oder Lavendel- oder Bergamottöl, zu gleichen Teilen mit Johanniskraut- und Beinwellöl gemischt, auftragen. Auch Beinwellsalbe kann manchmal helfen.

Man sollte keinesfalls Seifen verwenden, die die Haut austrocknen. Bäder mit Schafgarbe – man stellt einen Aufguss aus 60 g Schafgarbe und 1 l Wasser her und gibt ihn ins Badewasser – oder Meersalz sind zu empfehlen. Schuppenflechte tritt meist an Körperstellen auf, an die kein Licht kommt, und wird im Winter stärker. Sonnenbäder – in Maßen – können also auch helfen.

Warzen

Warzen entstehen durch ein Virus, das leicht ansteckend ist oder durch direkten Kontakt übertragen wird.

Warzen an den Fußsohlen werden auch Verrucas genannt, was der allgemeine medizinische Begriff für Warzen ist, gleich an welcher Stelle des Körpers.

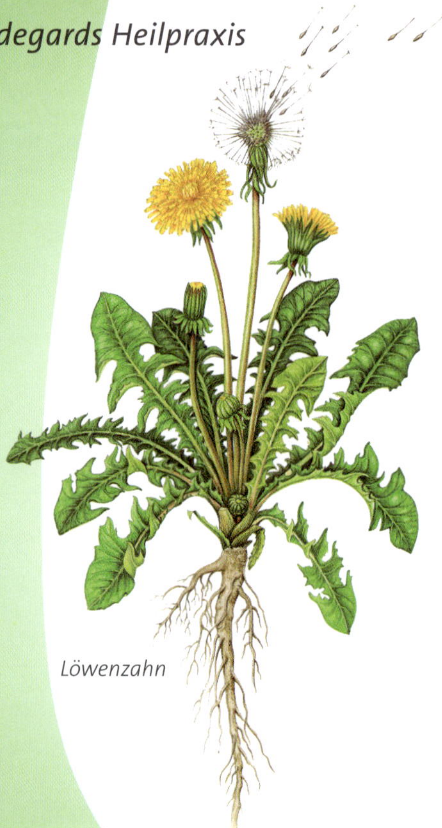

Löwenzahn

Wer Warzen hat, sollte seine Vitalität insgesamt stärken. Früher wurden auf dem Land die Warzen oft „weggezaubert". Warum sollte man es nicht auch mit diesen alten „Zaubermitteln" versuchen und zum Beispiel – wie es auch Hildegard empfiehlt – die Warze 10 Tage mit Löwenzahnsaft bestreichen. Oder man wäscht sie ebenfalls 10 Tage lang jeden Tag mit 1 Teelöffel Thuja-Tinktur, in 1 Tasse Wasser verdünnt.

Man kann auch die Schale von 2 unbehandelten Zitronen 10 Tage in Apfelessig weich werden lassen und dann die Warzen damit bestreichen. Auch Zwiebeln und Knoblauch können helfen. Man gibt 1 zerdrückte Knoblauchzehe auf die Warze und schützt die sie umgebende Haut mit einem Pflaster, damit sich keine Blasen bilden.

Oder man höhlt ½ Zwiebel in der Mitte aus, gibt Meersalz hinein und bestreicht die Warze täglich mit dem austretenden Zwiebelsaft.

Herz-Kreislauf-Erkrankungen

In den Industrieländern mit ihrem hohen Lebensstandard sterben mehr als 50 Prozent der Menschen an Herzkrankheiten, Schlaganfällen und hohem Blutdruck. Davon geht mindestens die Hälfte auf das Konto von Erkrankungen der Herzkranzgefäße. Die meisten dieser Todesfälle wären vermeidbar, denn sie sind die Folge von zu wenig Bewegung, einer falschen Ernährung mit zu viel Fett und Zucker, Rauchen und zu viel Stress. Die Hildegard-Medizin kann auch bei Herz-Kreislauf-Erkrankungen in vielerlei Hinsicht hilfreich sein.

Altersherz und Herzschwäche

Hildegard empfiehlt zur Kräftigung des Altersherzens und bei Herzschwäche Galgantlatwerge.

Galgantlatwerge

Die Pulver miteinander in Honig mischen, langsam im Wasserbad erwärmen und zu einem Mus (Latwerge) verrühren. Mehrere Wochen bis Monate lang nimmt man dreimal täglich 1 Teelöffel in 1 Likörglas Petersilie-Honig-Wein (Rezept siehe Seite 112). Das Mittel hilft beim Altersherz und bei Minderdurchblutung sowie geschwächter Verdauungsfunktion.

- **Wichtiger Hinweis:** Bei diesem Mittel kann es zu Nierenreizungen kommen. Dann sollte die Menge auf 1 Teelöffel täglich reduziert werden.

Galgantlatwerge

10 g Galgantwurzelpulver
- *12 g Majoranpulver*
- *12 g Selleriesamenpulver*
- *4 g weißer Pfeffer*
- *400 g abgeschäumter Honig*

Fencheltrank

- *50 g Fenchelkörner*
- *10 g Süßholzpulver*
- *20 g Zucker*
- *25 g abgeschäumter Honig*
- *500 ml Wasser*

Petersilie-Honig-Wein

- *10 Stängel frische Petersilie mit Blättern*
- *2 EL Weinessig*
- *80–150 g Honig*
- *1 l Kabinettwein*

Fencheltrank (Herzsaft)

Alle Zutaten werden miteinander vermischt, 5 Minuten in Wasser aufgekocht und steril abgefüllt. Der Fencheltrank neutralisiert die schlechten Fehlsäfte, die die Herzbeschwerden auslösen.

Petersilie-Honig-Wein

Die Petersilie und der Wein werden 5 Minuten lang aufgekocht. Anschließend gibt man Honig und Weinessig hinzu und kocht 5 Minuten weiter. Es muss gekocht werden, denn nur in der Hitze entsteht aus der Petersilie und dem Honig die wirksame Herzglykosidverbindung. Bei Diabetikern nimmt man nur 80 g Honig pro Liter. Der Herzwein wird abgeschäumt, abgesiebt und in sterile Flaschen abgefüllt. Dreimal täglich 1 Likörglas nach dem Essen trinken. Der Petersilie-Honig-Wein kann noch verstärkt werden, indem man eine Petersilienwurzel mitkocht. Durch diesen Wein erreicht man eine stärkere Entwässerung.

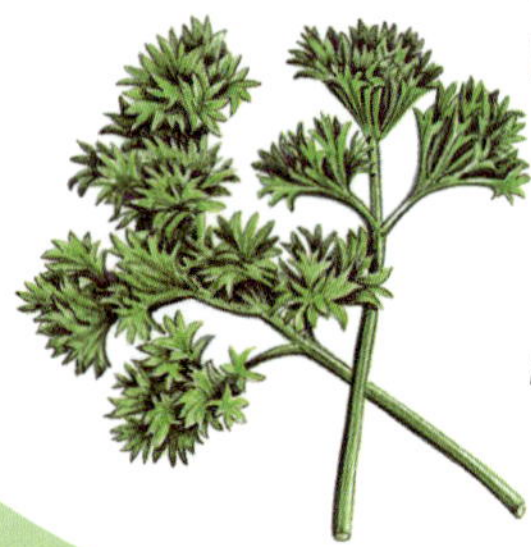

Petersilie

Petersilie-Honig-Wein (extra stark)

Zusätzlich kann man zum Petersilie-Honig-Wein noch 25 bis 30 Weißdorntropfen geben, wodurch eine stärkere Durchblutung des Herzmuskels und eine Kräftigung des Herzens erreicht wird. Mit diesem Wein verschwinden zuverlässig die funktionellen Herzschmerzen, also diejenigen, die beim EKG nicht nachgewiesen werden können, obwohl das Herz schmerzt.

Der Petersilie-Honig-Wein hat sich auch bei rheumatischen Herzbeschwerden oder Herzschwäche bei Grippeerkrankungen bewährt. Nach Klärung der Symptomatik und Rücksprache mit dem Arzt kann ein Versuch mit Petersilie-Honig-Wein gemacht werden, da er die Chemie meist überflüssig macht. Auch bei der Rehabilitation von Herzinfarkten beseitigt er den verbliebenen Schmerz.

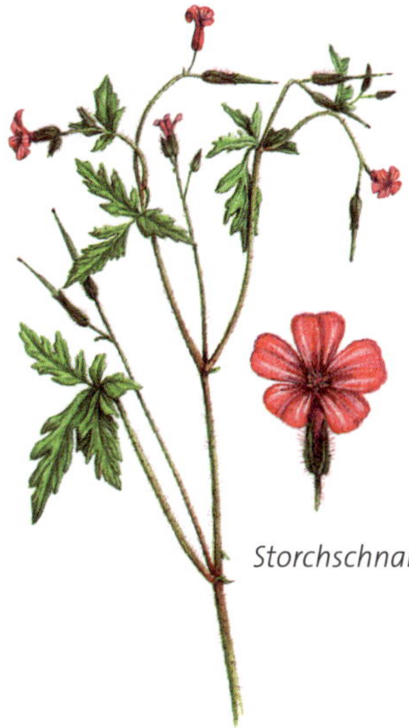

Storchschnabel

Storchschnabel-Mischpulver

Geranien-(Storchschnabel-)pulver mit den übrigen Pulvern mischen und 1 bis 3 Messerspitzen davon auf Brot mindestens einmal täglich essen. Das Pulvergemisch hilft, die Herzschwäche zu überwinden und das Herz zu kräftigen und besser zu durchbluten.

Storchschnabel-Mischpulver

- *40 g Geranienpulver*
- *30 g Poleiminzenpulver*
- *20 g Weinrautepulver*

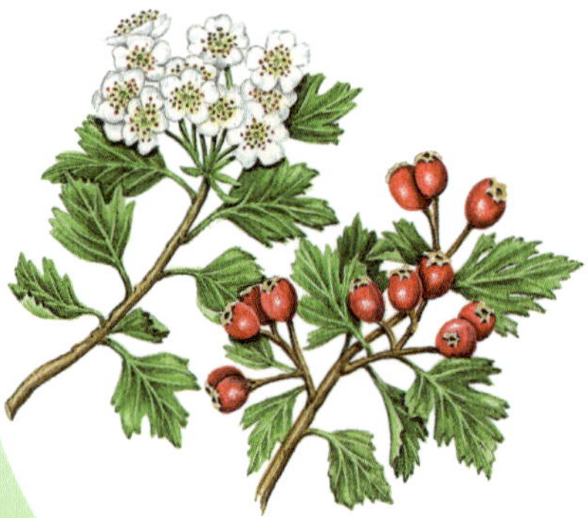

Weißdorn

Arteriosklerose

Verschiedene Faktoren wie chronischer Bluthochdruck, Diabetes und Störungen der Schilddrüsenfunktion begünstigen die Arteriosklerose. Auch Rauchen, zu hoher Konsum von Alkohol, tierischen Fetten, gereinigten Kohlenhydraten oder sogar von Tee oder Kaffee können eine Rolle spielen. Eine überwiegend sitzende Lebensweise und Übergewicht tragen ebenfalls zu dem Problem bei.

Wer unter Arteriosklerose leidet, sollte alle tierischen Fette durch Pflanzenöle und Margarine ersetzen. Jüngste Studien haben gezeigt, dass Fischöle das Blut verdünnen können. Sojalezithin in Verbindung mit Vitamin B6 kann dies unterstützen.

Durch Vitamin C mit Bioflavonoiden und zusätzlichem Vitamin E kann man die Krankheit ebenfalls bekämpfen. Günstig sind auch die folgenden Nahrungsmittel: Äpfel, Zitronen, Artischocken, Heidelbeeren, Kohl, Möhren, Kirschen, Lauch, Zwiebeln, Algen, Roggen, Brunnenkresse, Sojabohnen, Sonnenblumenkerne und Walnüsse.

Roher Knoblauch wirkt auf die Mitmenschen zwar nicht sehr anziehend, verringert die Fettablagerungen in den Arterien aber sehr wirksam.

Gefäßerweiternde Kräuter wie Weißdorn, Lindenblüten, Schafgarbe und Mistel können sehr effektiv sein. Man sollte es auch mit einem Aufguss aus Birkenblättern, Salbei, Schachtelhalm, Frauenmantel oder zur inneren Anwendung mit Wermutwein versuchen. Vor einer Überdosierung mit Wermut sei hier allerdings gewarnt.

Wermutwein

Den Wermutfrühlingssaft in den siedenden Wein mit Honig gießen, sofort vom Herd nehmen, abseihen und heiß (steril) abfüllen.

Jeden zweiten Tag 1 Likörglas (20 ml) Wermutwein vor dem Frühstück nüchtern trinken. Die kurmäßige Einnahme von Wermutelixier hat eine starke Regenerations- und Leistungssteigerung zur Folge. Hildegard nennt das Wermutelixier den wichtigsten Meister gegen alle Erschöpfungen, das heißt, er ist ein Universalheilmittel und fördert daher die Funktion und die Durchblutung von allen Organen, besonders Leber, Darm und Nieren.

Aufgrund seiner Wirkstoffe ergeben sich für das Wermutelixier folgende Eigenschaften:

Wermutwein

- *40 ml Wermutfrühlingssaft*
- *1 l Wein*
- *150 g Honig*

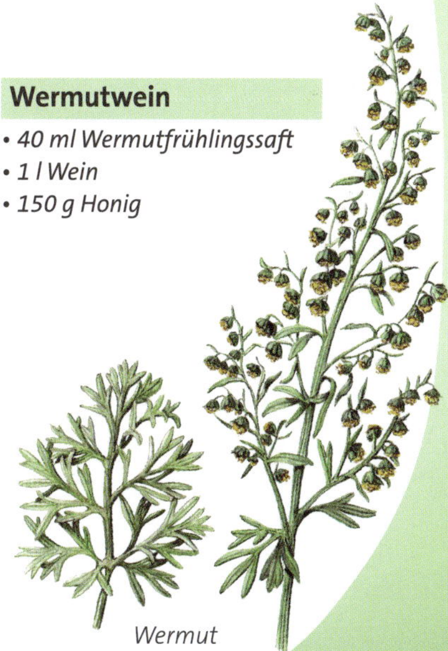

Wermut

- krampflösend,
- durchblutungsfördernd,
- darmreinigend,
- tonisierend bei der Speichel- und Magensaftsekretion, Beschleunigung der Magenentleerung,
- appetitanregend,
- antiinfektiös,
- immunstimmulierend.

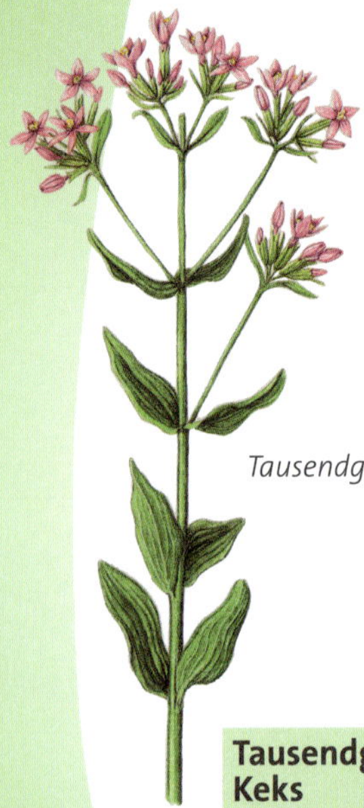

Tausendgüldenkraut

Die Wermutkur wird vom Frühling (April, Mai) bis Ende Oktober durchgeführt und hilft, dass Menschen mit Herzschwäche besser durch den Winter kommen. Ihr Immunsystem ist besser stabilisiert und zeigt gegen Virusinfektionen, Grippe und Erkältung stärkere Widerstandskraft.

Tausendgüldenkraut-Keks

- *1 Msp. Tausendgüldenkraut*
- *1 Msp. Tausendgüldenkraut-wurzel-Pulver*
- *1 EL Dinkelmehl*
- *1 Msp. Hirschtalg*
- *1 EL Wasser*

Tausendgüldenkraut-Keks

Alles miteinander vermischen und zu Keksen verbacken. Ein- bis dreimal täglich 1 Keks essen. Das bittere Tausendgüldenkraut gehört zu den wenigen Heilpflanzen, die seit alters her von den Ärzten verwendet werden. Das Kraut wird in der Blütezeit von Juni bis Oktober geerntet, die Wurzeln erntet man im Herbst.

Bluthochdruck

Die Hauptursachen von hohem Blutdruck sind Stress und Arterienverkalkung. Beides kann vermieden werden. Stress kann man mit Entspannungsübungen und Meditation abbauen, tiefsitzende Ängste im Gespräch mit einem Psychotherapeuten verarbeiten. Auch die Ernährung kann zur Blutdrucksenkung wesentlich beitragen. Laut einer medizinischen Studie haben Vegetarier ein dünneres, weniger zähflüssiges Blut als Fleischesser. Mehrere andere Studien haben gezeigt, dass der Blutdruck durch fleischlose Ernährung und regelmäßigen Sport merklich gesenkt werden kann.

Wer unter hohem Blutdruck leidet, sollte sich also vorwiegend von frischem Gemüse, Vollkornprodukten sowie Obst ernähren und kein oder nur wenig Fleisch essen. Vor allem sollte man jeden Tag ½ frische Knoblauchzehe essen, die man entweder ganz mit einem Stückchen Brot zu sich nimmt oder klein gehackt in die Salatsauce gibt. Auch Sellerie wirkt blutdrucksenkend. Koffein, das Stress und Anspannung steigert, ist zu meiden. Statt Tee oder Kaffee trinkt man Wasser, Säfte und einen Aufguss aus Weißdornbeeren, Schafgarbe und Lindenblüten zu gleichen Teilen.

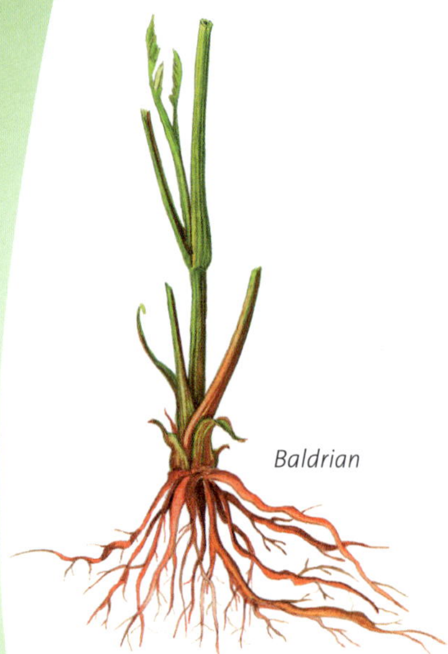

Baldrian

Bei nervlicher Anspannung oder bei Kopfschmerzen gibt man 2 Teelöffel fein gehackte Baldrianwurzel dazu.

Bei hohem Blutdruck muss überschüssige Körperflüssigkeit abgeführt werden. Dazu sollte man im Frühjahr und Sommer viel frische Löwenzahnblätter im Salat essen. Sie sind ein gutes harntreibendes Mittel und außerdem reich an Kalium. Harntreibend wirkt auch ein Aufguss aus den seidigen Fäden der Maiskolben; er hilft ebenfalls, den Blutdruck zu senken. Natürlich sollte man möglichst wenig Salz zu sich nehmen, denn es hält die Flüssigkeit im Körper. In den ersten 3 Monaten dieser Behandlung sollte man auf Alkohol verzichten. Das Gewicht lässt sich durch regelmäßigen Sport reduzieren.

Krampfadern

Krampfadern können zwar vererblich sein, werden aber meist durch mangelnde Bewegung, langes Stehen, Schwangerschaft, enge Kleidung, Verstopfung oder Übergewicht begünstigt. Krampfadern treten meist an den Beinen auf, entstehen aber auch an den Hoden, wo man sie als Varikozele bezeichnet, und im Mastdarm oder am After, wo sie als Hämorrhoiden bezeichnet werden. Krampfadern machen sich meist als Schwellungen oder Knoten unter der Haut bemerkbar. Das davon betroffene Gewebe kann schmerzen oder anschwellen und ist oft wärmer als das restliche Gewebe.

Neben tiefer Atmung ist auch regelmäßiger Sport wichtig dafür, dass venöses Blut zum Herzen gelangt. Man sollte auch nicht zu lange stehen und die Beine übereinanderschlagen. Auch Schreibtischberufe können sich negativ auswirken.

Heute verbringen die Menschen etwa ein Drittel ihres Lebens im Bett. Wer unter Krampfadern leidet, sollte die Beine höher lagern als den Kopf. Die Schwerkraft sorgt dann dafür, dass das venöse Blut in der Nacht richtig fließt. Am Morgen die betreffenden Venen mit kaltem Wasser abspritzen. Das strafft das Gewebe und unterstützt den Rückfluss des venösen Blutes. Auch mit elastischen Stützstrümpfen kann man dem Anschwellen vorbeugen.

Viele Kräuter sind bei Krampfadern hilfreich, zum Beispiel Schachtelhalm und Knöterich, die viel Kieselsäure enthalten und das Bindegewebe stärken, das die Venen stützt. Auch Brennnesseln liefern viel Kieselsäure. Man kann die jungen Triebe als Gemüse oder in Suppen essen. Eine Brennnesselsaft-Hanf-Kompresse (siehe Seite 81) hilft bei Krampfadern.

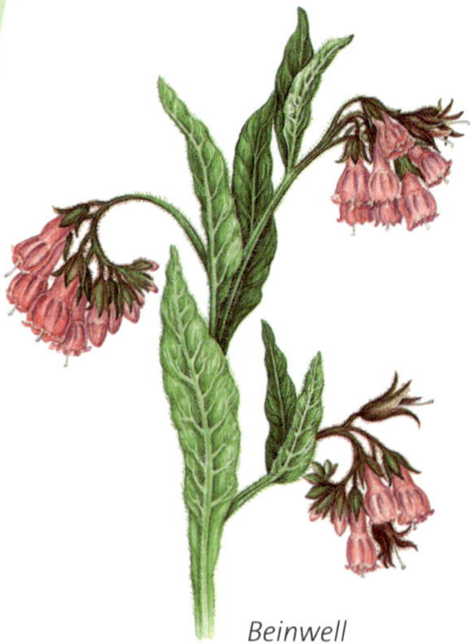

Beinwell

Krampfadergeschwüre

Wenn sich Krampfadern verschlimmern, wird der Abfluss aus dem Gewebe gestaut und verursacht Hautjucken. Noch schlimmer ist es, wenn die Haut aufbricht und sich zu einem Geschwür entwickelt. Krampfadergeschwüre heilen langsam und bedürfen ärztlicher Betreuung.

Umschläge aus Beinwell mit Honig oder Ringelblumenblüten können hier hilfreich sein. Zur Verbesserung des venösen Blutflusses siehe oben die Ausführungen zu den Krampfadern. Zur Unterstützung des Lymphsystems und zur Vorbeugung gegen Infektionen sind für den innerlichen Gebrauch Kräuter wie Ringelblume, Klebkraut und Sonnenhut zu empfehlen.

Krämpfe

Krämpfe können die Folge eines gestörten Salzhaushalts – entweder zu wenig oder zu viel – oder von Calciummangel sein. Weitere Faktoren können sein: ständiger Stress, was zu chronisch verspannten Muskeln führen kann, schlechte Durchblutung der Arterien oder Venen oder einfach Erschöpfung. Einer wirksamen Behandlung muss eine exakte Diagnose des Arztes vorausgehen.

Wenn man einen Krampf hat, sollte man das betroffene Glied möglichst strecken und die Gelenke bewegen. Die schmerzende Stelle mit wärmenden und entspannenden ätherischen Ölen massieren, die die Durchblutung anregen, zum Beispiel Kamillen-, Lavendel- oder Rosmarinöl, in etwas Olivenöl verdünnt. Auch eine heiße Kompresse aus Gemeinem Schneeball ist hilfreich; die erwähnten Öle können die Wirkung noch steigern. Eine heiße Ingwerkompresse regt die Durchblutung ebenfalls an.

Chronisch schlechte Durchblutung lässt sich mit Ingwer- und Senf-Fußbädern verbessern. Bei Stress helfen nervenstärkende Kräuter wie Hafer und Helmkraut. Calciummangel kann man durch Sesamsamen und Sesampaste (Tahin) ausgleichen, auch durch Tees aus Schachtelhalm, Beinwell oder Brennnessel. Das Elektrolytgleichgewicht lässt sich wiederherstellen, wenn man vor dem Schlafengehen je 1 Teelöffel Apfelessig und echten Honig, in 1 Tasse heißem Wasser verrührt, zu sich nimmt. Auch Vitaminmangel kann eine Rolle spielen. Bei chronischen Krämpfen sollte man – je nach Mangel – zusätzlich Vitamin B oder E zu sich nehmen. Ärzte verordnen zur symptomatischen Behandlung von Gefäßkrämpfen, zum Beispiel bei

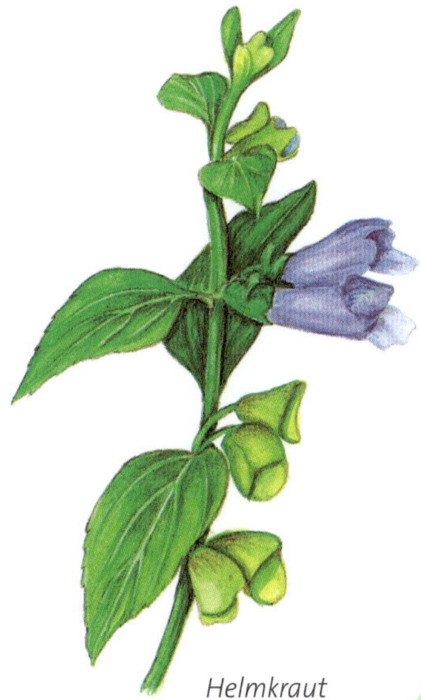

Helmkraut

Kopfschmerzen, die vom Nacken zur Stirn ziehen, Chininsulfat. Manchmal hilft aber auch ein ganz einfaches Mittel, nämlich Tonic Water zu trinken, das etwas Chinin enthält.

Kreislaufschwäche

Zur Behandlung von Kreislaufschwäche, verbunden mit Erschöpfung, wird in der Hildegard-Medizin Lattichmischpulver empfohlen.

Lattichmischpulver

- *10 g Aloepulver*
- *10 g Myrrhenpulver*
- *5 g Kampferpulver*
- *10 g Roter Hasenlattich gepulvert*
- *100 g Dinkelmehl*
- *etwas Wasser*
- *30 ml Rosentinktur*
- *70 ml Süßholzsaft (30 Prozent)*

Lattichmischpulver

Unter Zusatz von etwas Wasser wird aus dem Pulvergemisch und dem Mehl ein Teig geknetet und in der Sonne getrocknet. Dieser trockene Teig wird zu Pulver verkrümelt, 1 bis 3 Messerspitzen von diesem Pulver werden mit ½ Teelöffel Rosenlakritzsaft in 1 Tasse warmem Fencheltee ein- bis zweimal täglich vor dem Essen eingenommen.

Zur Herstellung von Rosenlakritzsaft werden 30 ml Rosentinktur (in der Apotheke erhältlich) mit 70 ml 30-prozentigem Süßholz vermischt.

- **Wichtiger Hinweis:** In der Hildegard-Medizin wird zur Herstellung dieses Mittels der Hasenlattich oder Waldlattich, wie er in Süddeutschland in Mischwäldern auffindbar ist, verwendet. Auf keinen Fall darf der Giftlattich oder Stachellattich bei Herz-Kreislauf-Erkrankungen verwendet werden. Hildegard schreibt über die Wirkung des Lattichs: „Wenn du gesund und kräftig bist, wirst du erstaunlicherweise noch gesünder und kräftiger, und deine Kraft wird auf diese Weise gefestigt. Und wenn du krank bist, richtet es dich auf wunderbare Weise auf und macht dich stark, wie wenn die Sonne an einem trüben Tag durch die Wolken bricht."

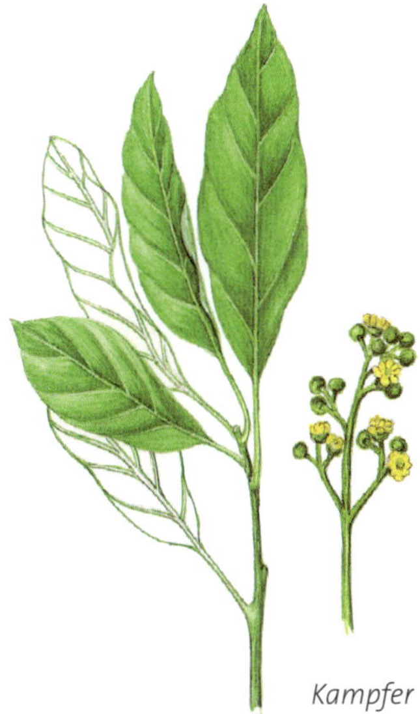

Kampfer

Magen-Darm-Erkrankungen

Mitten durch unseren Körper geht der Verdauungstrakt von etwa sechs bis sieben Metern Länge. Er ist mit einer Schleimhaut ausgekleidet, die an verschiedenen Stellen Verdauungssäfte zum Aufspalten der Nahrung absondert, damit der Körper sie aufnehmen kann.

Lebenswichtige Verdauungssäfte liefern auch Leber, Gallenblase (Galle) und Bauchspeicheldrüse.

Für die Gesunderhaltung des Magen-Darm-Trakts und für eine regelmäßige Peristaltik und Entleerung sorgt eine ballaststoffreiche Ernährung, die die rhythmischen Kontraktionen fördert. Auch das Nervensystem spielt bei der Verdauung eine erhebliche Rolle. Beim Essen schickt das sympathische Nervensystem mit seinem Hormon Noradrenalin mehr Blut in das Verdauungssystem. Bei körperlicher Anstrengung oder Stress wird umgekehrt Blut aus dem Magen-Darm-Trakt abgezogen und die Verdauung eingeschränkt, um Muskeln und Gehirn damit zu versorgen. Das Nervensystem regelt auch die Absonderung von Salzsäure im Magen. Bei Stress jedoch lösen die Meldungen des Gehirns direkt über den Vagusnerv eine erhöhte Säurebildung im Magen aus, was zu Appetitlosigkeit, Gastritis oder Magengeschwüren führen kann.

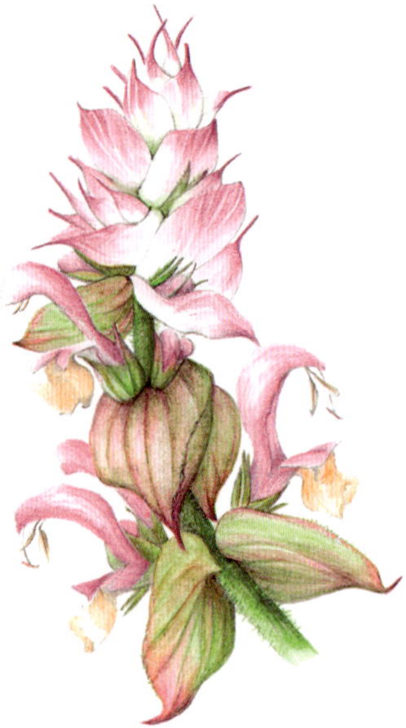

Muskatellersalbei

Appetitlosigkeit

Appetitlosigkeit kann verschiedene Ursachen haben. So kommt es zum Beispiel vor, dass man – ohne dies vorher zu bemerken – etwas Verdorbenes oder Falsches gegessen hat und der Magen entsprechend verstimmt ist. Hält die Appetitlosigkeit länger als eine Woche an, sollte man einen Arzt aufsuchen.

Häufig liegt Appetitlosigkeit jedoch ein Vitaminmangel zugrunde, der durch den Verzehr von frischem Obst und Gemüse beseitigt werden kann. Die Praktiker der Hildegard-Medizin empfehlen darüber hinaus ein Muskateller-Salbei-Elixier, das auch hochwirksam bei Verdauungsschwäche ist.

Muskateller-Salbei-Elixier

Die Kräuter werden 3 bis 5 Minuten lang mit Wein unter Zugabe von Honig aufgekocht, abgeseiht und steril abgefüllt. 1 bis 2 Likörgläser – bei empfindlichem Magen nur teelöffelweise – nach dem Mittag- und nach dem Abendessen zu sich nehmen.

Muskateller-Salbei-Elixier

- *10 g Muskatellersalbeiblätter*
- *6 g Poleiminze*
- *2 g Fenchelsamen*
- *50 g abgeschäumter Honig*
- *1 l Weißwein*

Gastritis und Magengeschwüre

Gastritis (Entzündung der Magenschleimhaut) oder Geschwüre im Magen sind im Wesentlichen ähnliche Leiden, allerdings sind Geschwüre ernsterer Natur. Vor der Selbstbehandlung sollte zuerst der Arzt konsultiert werden. Entscheidend bei der Behandlung ist, die Ernährung umzustellen, regelmäßig zu essen und Stress möglichst zu vermeiden.

Sehr hilfreich ist auch die getrocknete, pulverisierte innere Rinde der Ulme (in der Apotheke erhältlich). Man mischt das Pulver mit Wasser oder Milch und isst ein paar Teelöffel von dem Brei, wenn man Magenschmerzen hat. Er bildet im Magen eine Schutzschicht gegen zu viel Magensäure.

Im Allgemeinen sollte man wenig und dafür öfter essen. Alle Nahrungsmittel und Getränke wie Alkohol, Gebratenes, eingelegtes Gemüse, Gewürze, Tee und Kaffee, die den Magen reizen könnten, sind zu meiden. Sehr wirksam sind Süßholzwurzel-Mischpulver sowie Ingwermischpulver und Lorbeerwein.

Süßholzwurzel-Mischpulver

- *60 g Süßholzwurzelpulver*
- *40 g Engelsüßpulver*
- *Habermus*
- *1 TL Edelkastanienmehl*

Süßholzwurzel-Mischpulver

1 Teelöffel des vermischten Pulvers morgens ins Habermus geben, mit Kastanienmehl aufkochen. 4 bis 6 Wochen lang zum Frühstück essen.

Ingwermischpulver

- *10 g Ingwer*
- *20 g Galgantpulver*
- *5 g Zitwer*

Ingwermischpulver

1 bis 3 Messerspitzen des Pulvers werden in 1 Likörglas Wein nach dem Essen und vor dem Schlafengehen eingenommen. Dieses Magenpulver lindert sehr schnell Beschwerden im Oberbauch.

Lorbeerwein

- *2–3 TL Lorbeeren*
- *500 ml Rotwein*

Lorbeerwein

Lorbeeren in Wein 3 Minuten aufkochen und abseihen. Warm schluckweise als Verdauungshilfe nach dem Essen oder vor dem Schlafengehen trinken.

Darmreizung und Dickdarmentzündung

Charakteristisch für die Dickdarmentzündung sind abwechselndes akutes Auftreten von Durchfall und Verstopfung. In schweren Fällen finden sich Schleim und Blut im Stuhl. Ähnlich, jedoch weniger ernst, ist die Darmreizung. Hier treten Durchfall oder Verstopfung und Blähungen meist ohne Anzeichen einer organischen Erkrankung auf.

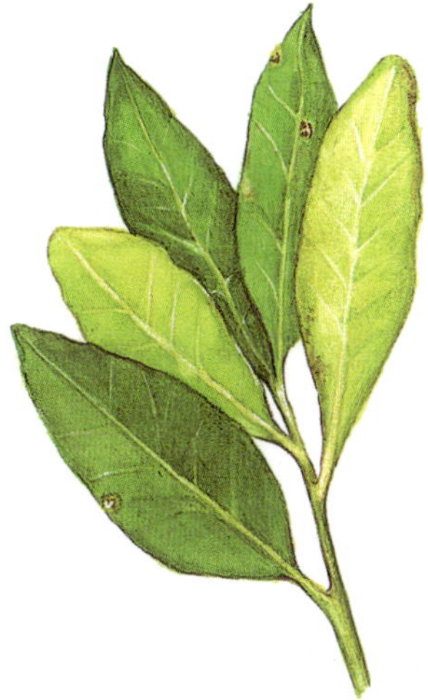

Die Wurzel des Problems können die Unverträglichkeit von Nahrungsmitteln und der Gebrauch von Genussgiften sein. Nach einer neueren medizinischen Studie lag bei 70 Prozent der Patienten mit Darmreizung eine solche Unverträglichkeit vor. Sobald diese Nahrungsmittel – und Genussgifte – weggelassen wurden, besserte sich die Erkrankung.

Problematisch sein können Kaffee, starker Tee, Alkohol, Zigaretten, Milchprodukte, Eier und vielleicht sogar Gluten, das in Getreidesorten wie Weizen, Hafer, Gerste und Roggen enthalten ist. Darauf sollte man probeweise eine Zeit lang verzichten, am besten aber nach Rücksprache mit dem Arzt. Darmreizung und Dickdarmentzündung können mit pflanzlichen Mitteln sehr gut behandelt werden, ebenso wie Durchfall und Verstopfung.

Durchfall und Verstopfung

Bei jeder plötzlich eintretenden Veränderung der Verdauung, die länger als 2 oder 3 Tage dauert, sollte man einen Arzt aufsuchen.

Durchfall wird meist durch eine Infektion oder Reizung eines Teils des Verdauungstrakts ausgelöst, zum Beispiel Magen-Darm-Katarrh. Oft kommen Übelkeit und Erbrechen hinzu.

Lässt der Durchfall nicht nach, stellt man eine Mischung aus 1 Teelöffel adstringierender Kräuter wie Odermennig und Tormentill (Fünffingerkraut) mit 1 Prise Ingwer- und Zimtpulver her. Knoblauch und Sonnenhut kann man als natürliche Antibiotika zu sich nehmen. Bei Durchfall sollte man kalte Getränke und Nahrungsmittel meiden, da die Darmtätigkeit durch Wärme gefördert wird. Übelkeit ist gut mit Gewürzen wie Ingwer, Kardamom, Zimt und Koriander zu behandeln.

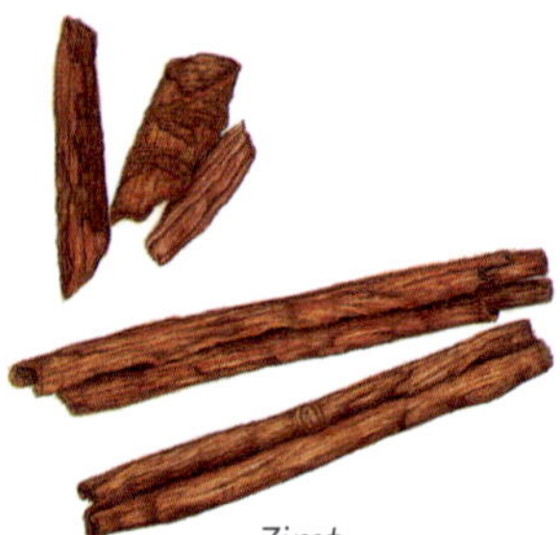

Zimt

Verstopfung ist meist das Ergebnis falscher Ernährung und mangelnder Bewegung. Es gibt zwei Arten von Verstopfung: Entweder ist die Muskeltätigkeit zu schwach, oder die Darmtätigkeit wird durch Nervosität und Muskelanspannung behindert. Im ersten Fall kann man durch regelmäßige Bewegung, Bauchmassagen und Kräuter nachhelfen, die Muskeltonus und

-aktivität steigern. Auch eine ballaststoffreiche Ernährung ist hier wesentlich.

In beiden Fällen von Verstopfung sollte man nach folgenden Rezepten Flohsamen und Fenchel zu sich nehmen.

Flohsamen

1 gehäuften Teelöffel Flohsamen über jedes Essen streuen und mit viel Flüssigkeit, zum Beispiel Fencheltee, hinunterspülen. Die Flohsamenkörner bestehen aus getrockneten, reifen Samen der Pflanze, die Schleimstoffe enthalten und im Magen-Darm-Trakt um ein Vielfaches ihres Volumens aufquellen. Mit diesen Schleimschichten können nicht nur die Gift- und Schlackenstoffe aus dem Darm, sondern auch allergieauslösende Stoffe absorbiert und ausgeschieden werden.

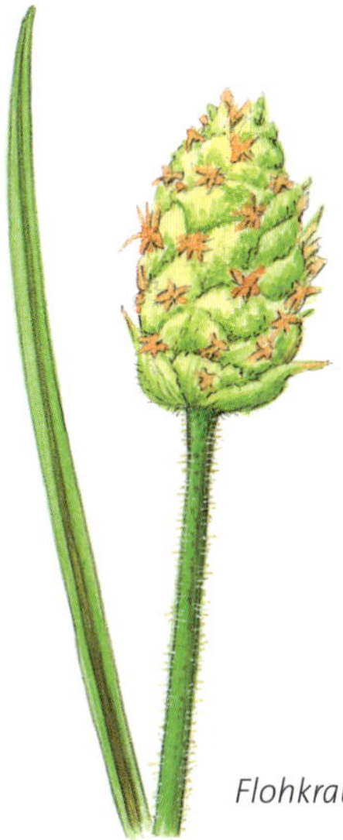

Flohkraut

Fenchelmischpulver

Alle Zutaten für das Fenchelmischpulver gut miteinander mischen. Täglich 2 bis 3 Messerspitzen davon in 1 Likörglas mit warmem Wein rühren und nach dem Mittagessen trinken.

Fenchelmischpulver

- *16 g Fenchelsamen*
- *8 g Galgantpulver*
- *4 g Diptampulver*
- *2 g Habichtskrautpulver*

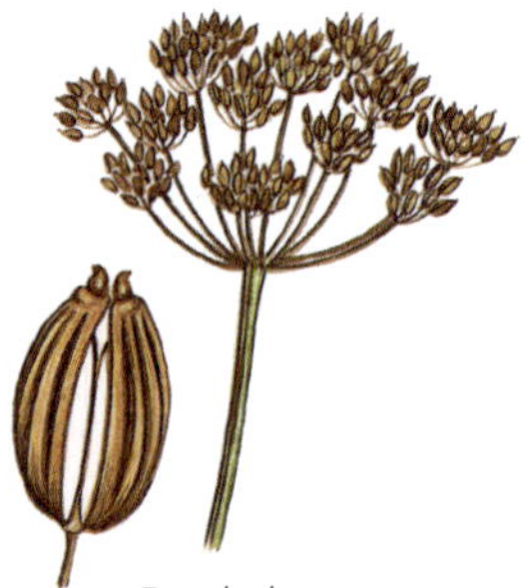

Fenchelsamen

Fenchelsamen

Fenchelsamen und vor allem Fencheltabletten, 3 bis 5 Stück vor dem Essen genommen, beseitigen zu viel Magensäure. Fenchel ist in jeder Form – Fencheltee, -gemüse, -öl, -samen oder -tabletten – eines der wenigen Universalheilmittel, die auch roh gegessen werden können.

Hildegard: „Auch roh gegessen schadet Fenchel nicht. Wie immer man Fenchel isst, macht er fröhlich und verleiht gute Gesichtsfarbe und guten Körpergeruch und macht eine gute Verdauung. Für die Gesundheit ist der Samen besonders nützlich. Auch als Beigabe zu anderen Mitteln. Wer Fenchel oder Fenchelsamen täglich nüchtern isst, dem mildert er die üblen Säfte und Eiterungen, nimmt den stinkenden Atem und macht die Augen heller."

Nervenleiden

Angstzustände

Chronische Angstzustände sind oft eine Reaktion auf Stress und können zu großen gesundheitlichen Problemen führen. Der Lebensstil des 21. Jahrhunderts versetzt das sympathische

Nervensystem in einen Alarmzustand – den „Kampf-oder-Flucht"-Mechanismus –, ohne dass es ein Ventil dafür gibt.

Hier sind Heilkräuter angezeigt, die das zentrale und sympathische Nervensystem stärken und entspannen. Zur Beruhigung eines überlasteten Nervensystems eignen sich Aufgüsse aus Kräutern wie Kamille, Lindenblüten, Hopfen, Baldrian und Frauenschuh, die alle entspannend wirken. Gleiches gilt für Aufgüsse aus Eisenkraut, Helmkraut und Hafer. Stress kann man auch durch Massage mit ätherischen Ölen wie Lavendel- oder Rosenöl verringern.

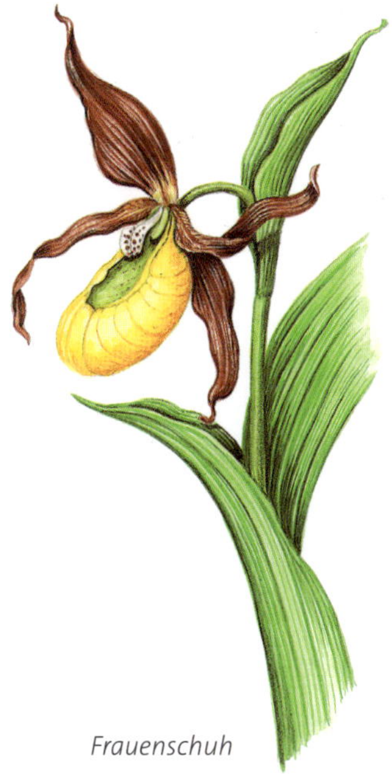

Frauenschuh

Depressive Verstimmung

Pflanzliche Arzneien können sehr viel dazu beitragen, der körperlichen Erschöpfung und Schwäche, die oft mit einer depressiven Verstimmung oder Depression einhergehen, entgegenzuwirken. Manche Heilkräuter wirken außerdem stimmungsaufhellend.

Zu den Kräutern, die das Nervensystem stärken, gehören Hafer, Eisenkraut, Helmkraut und Betonie. Stimmungsaufhellend wirken insbesondere Zitronenmelisse, Rosmarin, Johanniskraut und Borretsch. Man kann sie gut als Aufguss zu-

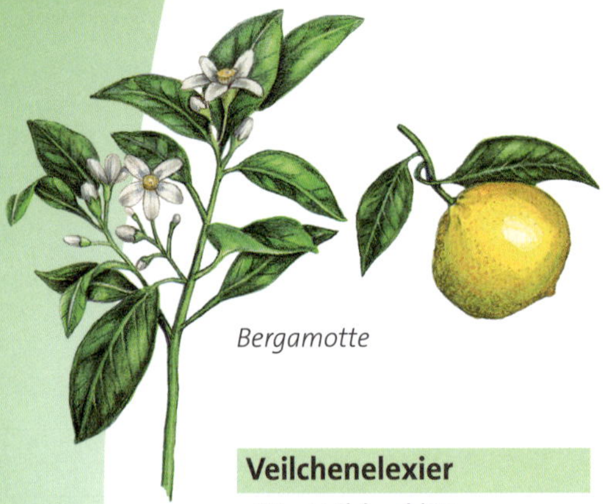

Bergamotte

Veilchenelexier

- *15 g Veilchenblätter mit Blüten*
- *1 l Wein*
- *10 g Galgantpulver*
- *20 g Süßholzpulver*

bereiten. Auch Bergamottöl, Orangen-, Zitronen-, Rosen- und Jasminöl kann man bei depressiven Verstimmungen und Depressionen als heilende Massageöle einsetzen.

Die beste „Nahrung" für das Nervensystem ist eine vollwertige Ernährung, die alle Nährstoffe liefert. Auch die an Vitamin B reiche Bierhefe kann hilfreich sein, ebenso wie Veilchenelixier und Weinrautetabletten.

Veilchenelixier

Veilchenblätter und -blüten 3 Minuten in Wein aufkochen und danach abseihen. Galgant- und Süßholzpulver hinzufügen, über Nacht stehen lassen, am nächsten Tag nochmals 3 Minuten aufkochen und anschließend abfiltern. Dreimal täglich 1 Likörglas des Elixiers für mindestens 1 bis 3 Monate zu sich nehmen.

Weinrautetabletten

Regelmäßig nach dem Essen 1 Weinrautetablette oder 1 frisches Weinrauteblatt zu sich nehmen. Das vertreibt nicht nur die depressive Verstimmung, sondern auch das lästige Sodbrennen nach dem Essen.

Neuralgie/Nervenschmerz

Der vom Nervenschmerz betroffene Körperteil schreit oft nach Nährstoffen, und deshalb muss man alle physiologischen Faktoren, die für die Gesundheit wesentlich sind, in Betracht ziehen. Eine rein symptomatische Behandlung, die nur darauf abzielt, den Schmerz zu beseitigen, ist auf Dauer keine zufriedenstellende Lösung.

Der Praktiker der Hildegard-Medizin kann feststellen, ob die betreffende Körperstelle zu sehr angespannt oder zu sehr entspannt und schlaff ist. Wenn sie zu sehr angespannt ist, wird er entspannende Kräuter wie Baldrian, Hopfen und Frauenschuh empfehlen.

Auch eine lokale Behandlung mit Kompressen aus diesen Kräutern, die allerdings nur ein geschulter Fachmann verordnen sollte, können helfen.

Wenn der Tonus an der schmerzenden Stelle zu gering ist, verordnet der Kräuterheilkundige wahrscheinlich Johanniskraut, Hafer, Helmkraut und Eisenkraut. Ingwer, Engelwurz und Weißdorn verbessern die Versorgung mit arteriellem Blut, und Ingwerkompressen sind hilfreich, wenn der betreffende Bereich kalt und schlaff ist.

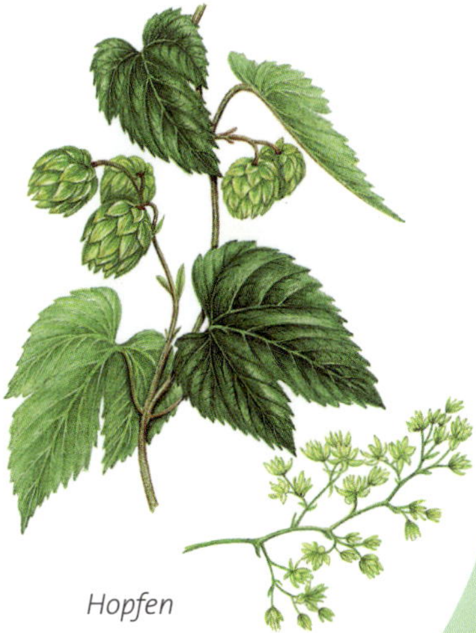

Hopfen

Die Lymph- und Venendrainage kann durch Ringelblume verbessert werden. Johanniskrautöl, äußerlich angewendet, ist bei Nervenschmerzen und besonders bei Ischias sehr wirksam. Bei Nervenschmerzen helfen auch Kräuterbäder und heiße oder kalte Kompressen aus den oben erwähnten Kräutern. In jedem Fall muss aber vom Arzt festgestellt werden, was die Ursache ist.

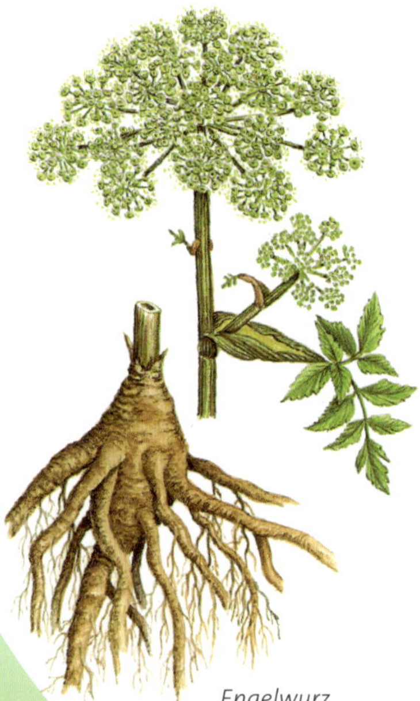

Engelwurz

Schlafstörungen

Pflanzliche Mittel sind bei Schlafstörungen eine sichere und nicht abhängig machende Alternative zu den häufig verwendeten Schlaftabletten. Man kann zum Beispiel einen Aufguss aus 1 Teelöffel Kamille und Lindenblüten, in 1 Tasse Wasser aufgekocht, trinken. Zu empfehlen ist auch ein Aufguss aus 2 Teelöffeln der folgenden Kräutermischung auf 1 Tasse kochendes Wasser: je 2 Teile Passionsblume und Helmkraut, je 1 Teil Baldrian und Hopfen und ½ Teil Süßholz. Man trinkt diesen Tee vor dem Schlafengehen.

Auch ein entspannendes Kräuterbad hilft. Man füllt dazu ein Baumwollsäckchen mit Lavendelkraut und hängt es um den Heißwasserhahn, sodass das heiße Wasser darüberläuft.

Bevor man ins Bad steigt, gibt man noch einen abgeseihten Aufguss aus Lavendel dazu, um die Wirkung zu steigern. Man sollte allerdings aufpassen, dass man in der Badewanne nicht einschläft.

Schlaffördernd wirkt auch eine Mischung aus 2 Teelöffeln Apfelessig und 1 Teelöffel Honig, in 1 Tasse heißes Wasser eingerührt.

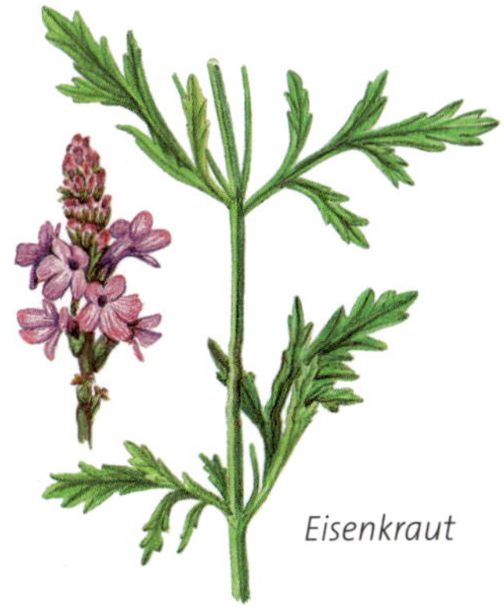

Eisenkraut

Zahn- und Zahnfleischerkrankungen

Zahnschmerzen

Wermut-Eisenkraut-Wein

1 Esslöffel der Kräutermischung 1 bis 3 Minuten in Wein kochen, abseihen und die warmen Kräuter über den Entzündungsherd außen als Kompresse 30 Minuten bis 1 Stunde aufbinden. Den abgeseihten Wein mit Rohrzucker süßen und warm schluckweise trinken. Ein- bis zweimal täglich wiederholen, 3 bis 5 Tage – häufig verschwinden die Zahnschmerzen sofort, und nach wenigen Tagen hat sich der Herd beruhigt. Diese Anwendung ist einer Antibiotikabehandlung vorzuziehen, da sie wirksamer und unbedenklicher hilft.

Wermut-Eisenkraut-Wein

- *25 g Wermutkräuter*
- *25 g Eisenkraut*
- *250 ml Wein*
- *1–2 TL Rohrzucker*

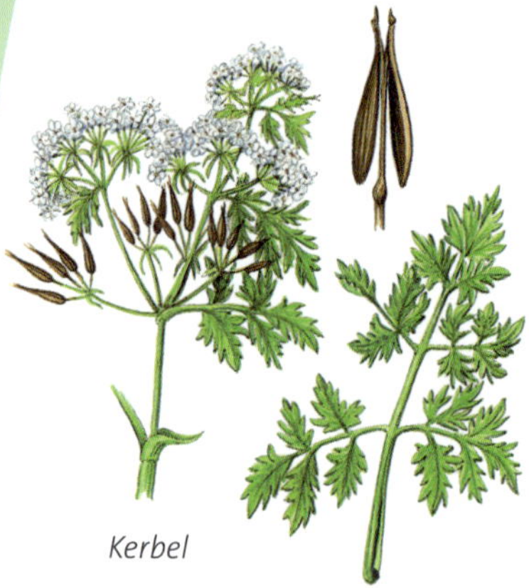

Kerbel

Zahnfleischentzündung

Salat-Kerbel-Wein

Hildegard: „Wenn jemand durch entzündetes oder geschwollenes Zahnfleisch Schmerzen leidet, soll er Salatblätter und etwas mehr Kerbelkraut nehmen und beides ein wenig zerreiben und mit Wein befeuchten. Diesen Brei nehme er in den Mund und behalte ihn eine Zeit lang im Mund. Dadurch werden die unrechten Säfte aus dem Zahnfleisch herausgetrieben."

Rebaschenlauge

Im Frühjahr werden die abgeschnittenen Weinreben gesammelt, zerkleinert und in der Sonne getrocknet. Die zerkleinerten Weinreben breitet man über eine Aluminiumfolie oder auf einem Stein aus und verbrennt sie im offenen Kamin oder im Holzkohlefeuer zu Asche. Es darf beim Verbrennen kein anderes Holz mit verascht werden.

Die noch warme Pflanzenasche wird im Mörser zerkleinert, und 10 g Pulver werden in 1 Liter Wein gegeben. Man kann die Rebasche auch auf einem Blech im Backofen bei 280 °C 5 Minuten lang erhitzen und die warme Asche (10 g) in 1 Liter Wein aufnehmen.

Rebaschenwein aufschütteln und einen großen Schluck in den Mund nehmen und nach dem Essen die Zähne putzen. Ausspucken, nicht nachspülen.

Durch diese Zahnbehandlung ist ein Zähneputzen mit der üblichen Zahnpasta überflüssig.

Weinreben finden in Hildegards Heilpraxis große Anwendung, sowohl als Rebasche gegen Zahnfleischentzündung wie natürlich auch als Lieferant der Weintrauben zur Herstellung von Rot- oder Weißwein.

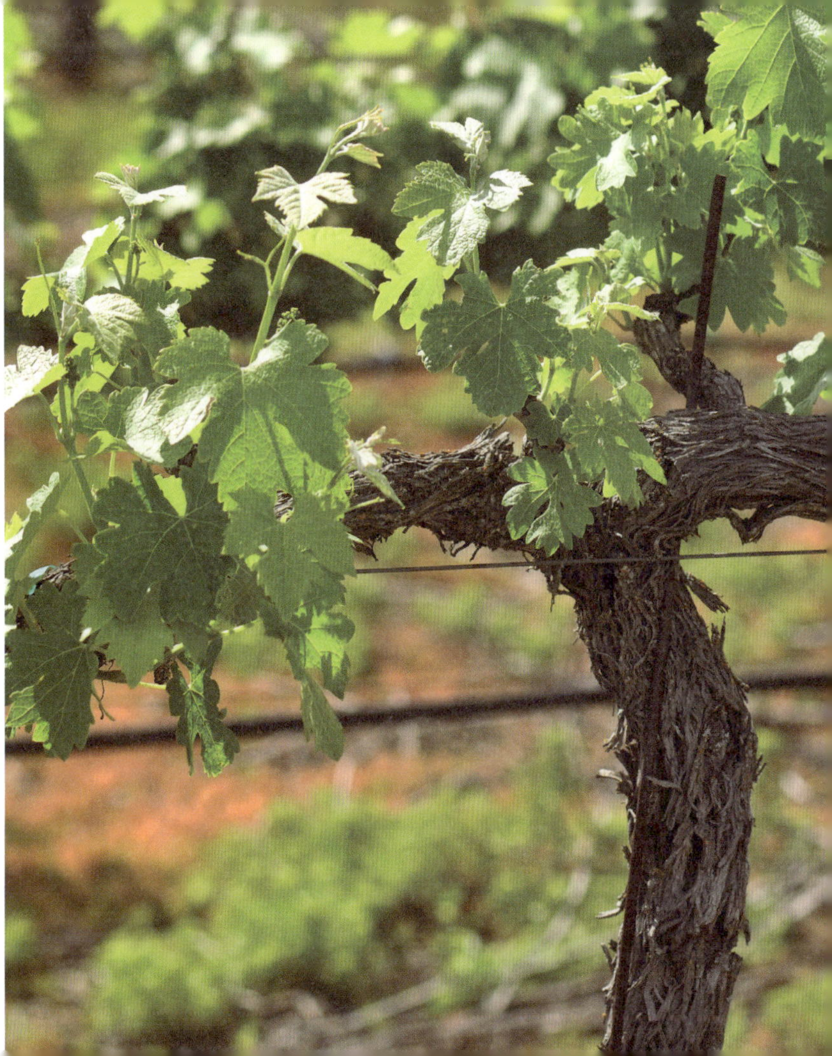

Hildegards Pflanzen und Kräuter

Kurze Kräutergeschichte

Heilende, aromatische, duftende und würzende Kräuter sind aus unserer Kulturgeschichte nicht wegzudenken. Wann der Mensch die heilende Wirkung der Pflanzen und Kräuter aus der Apotheke der Natur entdeckte und zu nutzen begann, lässt sich nicht einmal auf ein Jahrtausend genau angeben. Wir wissen aber ziemlich sicher, dass in allen Epochen der Menschheitsgeschichte, aus denen Bruchstücke oder ganze Kulturdenkmäler und auswertbare Quellen überliefert sind, auch Heil- und Würzpflanzen immer eine herausragende Rolle spielten.

Ein großer Teil dieser Pflanzen stammt aus dem Mittelmeerraum und damit aus dem Ursprungsgebiet der abendländischen Kultur. Manche Arten kamen aus ferneren Regionen durch die Araber in den Mittelmeerraum und wurden hier schnell als Heil- und Würzkräuter zu unersetzlichen Zutaten in Küche und Medizin.

Die bedeutendsten Quellen verdanken wir dem Wirken des Benediktinerordens, der sich zu allen Zeiten durch umfassende Sozialfürsorge und Krankenversorgung auszeichnete, zu deren Ausübung schon im frühen Mittelalter eigene Gebäude errichtet wurden. Dabei handelte es sich um die sogenannten Infirmarien und Hospitäler, die Vorläufer unserer heutigen Krankenhäuser.

Außer dem Infirmarium gab es in den Benediktinerklöstern auch einen Raum für die Aufbewahrung und Zubereitung der Arzneien, an den sich ein Kräutergarten anschloss. Da in den Klöstern überwiegend vegetarische Kost auf den Speiseplänen stand, waren Pflanzen und Kräuter schon im frühen Mittelalter in der Küche ebenfalls unverzichtbar. Vor diesem Hintergrund haben vor allem die Benediktinerinnen zur Verbreitung von Pflanzen und Kräutern für Apotheke und Küche maßgeblich beigetragen.

Unter den Pflanzenkundigen und Heilerinnen widmete die Äbtissin Hildegard von Bingen, die ihr Leben als Benediktinerin konsequent nach der Ordensregel Benedikts von Nursia ausrichtete, vor allem den Pflanzen und Kräutern ihre besondere Aufmerksamkeit.

Wissenswertes über Heilpflanzen

Die Menschen zur Zeit Hildegards, aber auch unsere Großeltern und Urgroßeltern mussten nicht lange nachdenken, worauf die Wirkung von Heilpflanzen beruht. Aufgrund von Erfahrungen, die durch viele Generationen erworben und weitergegeben wurden, wusste man, dass bestimmte Pflanzen viele Erkrankungen lindern und ihre Heilung unterstützen können. Auf diese Erfahrungen verließ man sich, ja, man musste sich darauf verlassen, denn es war noch nicht möglich, Pflanzen und ihre Heilwirkungen wissenschaftlich zu untersuchen.

Viele Heilpflanzen sind zur Behandlung jeweils mehrerer Krankheiten und Befindlichkeitsstörungen geeignet. Holunderblütentee zum Beispiel ist altbewährt für Schwitzkuren und bei Erkältungen. Dieser Tee lindert aber auch rheumatische Schmerzzustände. Thymian lindert Reiz- und Keuchhusten, hilft aber auch gegen Durchfall und Blähungen. Alle Heilpflanzentees beeinflussen den gesamten Körperstoffwechsel aktivierend durch leichte Heilreize.

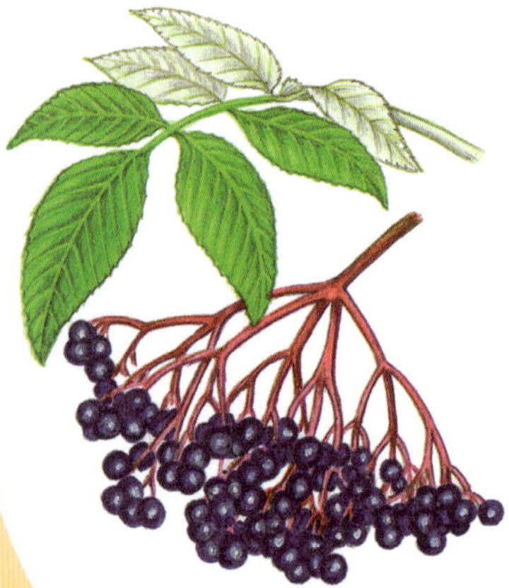

Schwarzer Holunder

Teekuren, die länger als sechs Wochen dauern, müssen mit dem Arzt besprochen werden. Oft sind aber die Beschwerden schon nach wenigen Tagen oder Wochen verschwunden.

Heilpflanzen und ihre Wirkstoffe

Bei den Wirkstoffen der Heilpflanzen handelt es sich um solche Stoffe, die eine Pflanze während ihres Wachstums in sich gebildet und gespeichert hat. Doch nicht alle diese Stoffwechselprodukte haben eine direkte Heilwirkung.

In jeder Heilpflanze sind Wirkstoffe und Stoffe ohne Heilwirkung nebeneinander vorhanden. Die Stoffe ohne unmittelbare Heilwirkung, auch Ballaststoffe genannt, steuern oft die Wirksamkeit des pflanzlichen Heilmittels, indem sie die Aufnahme der Wirkstoffe in den Organismus beschleunigen oder verlangsamen. Fast immer sind in einer Heilpflanze mehrere arzneilich wirksame Inhaltsstoffe vorhanden, von denen einer – der Hauptwirkstoff – den arzneilichen Einsatz der Heilpflanze bestimmt. Wie stark die Nebenwirkstoffe die Wirkung einer Heilpflanze beeinflussen, wird deutlich, wenn man den Hauptwirkstoff isoliert. Er wirkt dann oft anders. Erst das Zusammenspiel aller Inhaltsstoffe einschließlich der Ballaststoffe verleiht der Heilpflanze ihre spezifische Wirkung. Die Wirkstoffe einer Heilpflanze sind nicht gleichmäßig über die Pflanze verteilt. Mal werden sie bevorzugt in Blüten, Blättern oder Wurzeln gespeichert, mal in Samen, Früchten oder der Rinde.

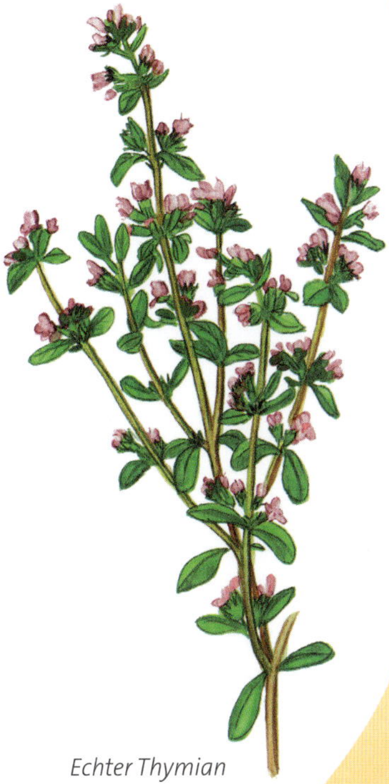

Echter Thymian

Der Wirkstoffgehalt einer Heilpflanze schwankt, bedingt durch ihren Standort, durch Ernte und Einbringung. Das ist ein Nachteil, dem man aber weitgehend dadurch vorbeugen kann, dass man zur richtigen Zeit erntet und bei der Aufbereitung größte Sorgfalt walten lässt. Heilpflanzen aus der Apotheke sind wirkstoffreich. Gut vorbereitete Arzneipflanzen, wenn sie richtig gelagert werden, verlieren auch durch das Trocknen nur wenig von ihrer Wirksamkeit.

Sehr viele Heilpflanzen kommen erst bei Anwendung über längere Zeit – zum Beispiel durch eine Teekur über sechs bis acht Wochen – voll zur Wirkung. Spezielle Angaben dazu finden Sie bei den jeweiligen Rezepten. Das im Folgenden verwendete Wort „Droge" steht für getrocknete, sachkundig aufbereitete Heilpflanzen oder Teile davon. Aus diesem Wort leitet sich auch die für den Apotheker in einigen Ländern gebräuchliche Berufsbezeichnung „Drogist" ab. Erst in jüngerer Zeit hat sich das Wort „Droge" auch als Bezeichnung für Suchtmittel verschiedener Art durchgesetzt. Suchtmittel sind aber selbstverständlich mit der hier gewählten Bezeichnung „Droge" nicht gemeint.

Zum besseren Verständnis der Wirkstoffe ist es von Vorteil, die wichtigsten Wirkstoffgruppen unserer Heilpflanzen genauer kennenzulernen. Dabei kommt es weniger auf die chemische Zusammensetzung, sondern auf die Wirksamkeit bei bestimmten Erkrankungen an. Außer den nachfolgend aufgeführten Wirkstoffgruppen finden sich in Heilpflanzen auch Inhaltsstoffe, unter denen sich der Laie nichts vorstellen kann, die aber dem Fachmann wichtige Hinweise geben.

Bitterstoffe

Es gibt eine große Zahl von Pflanzen, deren Inhaltsstoffe bitter schmecken. Doch wenn hier von Bitterstoffdrogen die Rede ist, so sind nur jene Heilpflanzen gemeint, deren Wirkprinzip allein auf das Vorhandensein sogenannter „Bittermittel" zurückgeführt werden kann.

Bitterstoffdrogen werden in der Pflanzenheilkunde *Amara* genannt. Bewährt hat sich die Unterteilung in:

- reine Bittermittel, die *Amara tonica*,
- Bittermittel, die neben den Bitterstoffen ätherisches Öl in nennenswerter Menge enthalten und deshalb bitteraromatisch schmecken, die *Amara aromatica*, und schließlich

- Bittermittel, die auch Scharfstoffe oder ätherisches Öl enthalten, deshalb bitter und scharf oder bitteraromatisch schmecken, die *Amara acria* oder *Acria aromatica*.

Es gibt viele Heilpflanzen, die zu den reinen Bittermitteln, den *Amara tonica*, gezählt werden, doch hat sich durch Hildegards Erkenntnisse und Erfahrungen eine Anzahl herauskristallisiert, die als besonders wirksam empfohlen werden kann.

Bitterstoffe regen die Magensaftsekretion intensiv an und entfalten darüber hinaus eine kräftigende Allgemeinwirkung. Deshalb kann man Bitterstoffdrogen bei fehlendem Appetit und zur Verbesserung der Verdauung erfolgreich anwenden. Ebenso gut wirken sie bei der Behebung von verschiedenen Schwächezuständen: Rekonvaleszenten sowie blutarme und nervös erschöpfte Menschen finden bei kurmäßiger Anwendung der Bitterstoffdrogen eine sichere Hilfe.

Bitterstoffdrogen, die gleichzeitig ätherisches Öl enthalten, also *Amara aromatica*, unterscheiden sich in ihrer Wirkung zwar nicht wesentlich von den reinen Bittermitteln, den *Amara tonica*, sie haben aber zusätzlich die Wirkung der ätherischen Öle, wodurch ihr Anwendungsbereich erweitert wird. Wermut und Schafgarbe sind zum Beispiel wichtige Vertreter dieser Gruppe. Allgemein kann man über die Wirkung der *Amara aromatica* sagen, dass sie auf den Magen entsprechend bitter wirken. Oft wird diese Wirkung verstärkt, da die ätherischen Öle durch ihren Duft auf reflektorischem Weg die Magensaftsekretion anregen. Ihre Wirkung erstreckt sich aber auch auf den Darm und beeinflusst die Gallen- und Leberfunktion. Da ätherische Öle antiseptisch, also bakterienfeindlich, wirken, kommt den *Amara aromatica* auch eine gewisse antibakterielle Wirkung zu. Besonders bei Gärungserscheinungen im Darm ist die erweiterte Wirkung dieser Drogen sehr geschätzt. Außerdem wirken einige ein wenig harntreibend, eine Nebenwirkung, die oft recht willkommen ist.

Ätherische Öle

Ätherische Öle sind pflanzliche Inhaltsstoffe, die aufgrund ihrer Beschaffenheit leicht flüchtig, in Wasser jedoch nur wenig oder überhaupt nicht löslich sind. Sie riechen stark, und zwar bis auf wenige Ausnahmen angenehm. Ätherische Öle kommen im Pflanzenreich häufig vor. Es gibt kaum Pflanzen, die völlig frei sind von ätherischen Ölen.

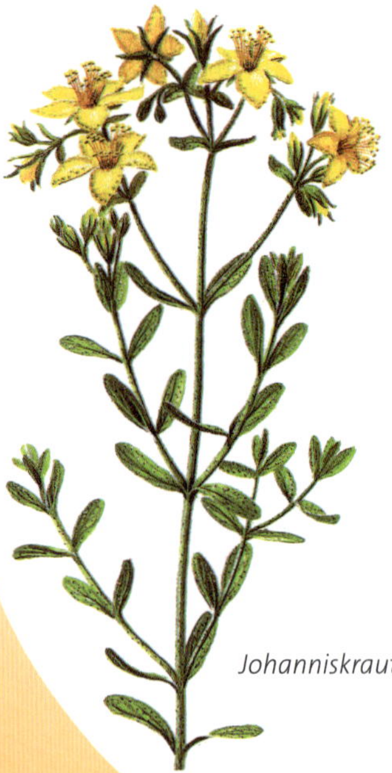

Johanniskraut

In der Pflanzenheilkunde werden aber nur die Heilpflanzen als ätherische Öldrogen zusammengefasst, die einen besonders hohen Gehalt dieser „Duftöle“ aufweisen. Dazu gehören speziell die Vertreter der beiden botanischen Familien Lippenblütler, zum Beispiel der Andorn oder das Basilikum, und Doldengewächse wie der Dill. In der Pflanze werden die ätherischen Öle in besonderen „Ölbehältern“, den Ölzellen, Ölgängen oder Öldrüsenhaaren, abgelagert. Ätherische Öle setzen sich aus sehr vielen verschiedenen Substanzen zusammen. So konnten in einem einzigen ätherischen Öl über 50 Einzelstoffe identifiziert werden.

Den Heilpflanzen, die ätherische Öle enthalten, sind folgende Heilwirkungen gemeinsam: entzündungshemmend bei mehr oder weniger stark ausgeprägter Hautreizung, das Abhusten erleichternd, harntreibend, krampflösend sowie stärkend für Magen und Darm, für Galle und Leber.

Drogen mit ätherischem Öl bekämpfen Gärungserreger, Bakterien und eventuell sogar Viren. Hier muss man sich allerdings im Klaren darüber sein, dass „bekämpfen“ nicht gleichbedeutend ist mit „abtöten“. Bei Erkrankungen durch Bakterien oder Viren müssen zusätzlich andere Mittel eingesetzt werden.

Gerbstoffe

Gerbstoffe sind im pharmazeutischen Sinn Pflanzeninhaltsstoffe, die in der Lage sind, Eiweißstoffe der Haut und der Schleimhaut zu binden und in widerstandsfähige, unlösliche Stoffe zu überführen. Darauf beruht auch ihre Heilwirkung: Sie entziehen den auf der Haut oder der Schleimhaut angesiedelten Bakterien den Nährboden. Wir kennen und verwenden Heilpflanzen, die Gerbstoffe als Hauptwirkstoff enthalten, zum Beispiel Blutwurz und Heidelbeere.

Als Gurgelmittel bei Angina, als Mundspülmittel bei entzündetem Zahnfleisch, als Umschlag zur Wundbehandlung, vor allem aber als Mittel gegen Durchfall leisten Gerbstoffdrogen gute Dienste. Teilbäder mit Gerbstoffdrogen bei Hämorrhoiden, Frostbeulen und Entzündungen sind ebenfalls empfehlenswerte Heilmaßnahmen.

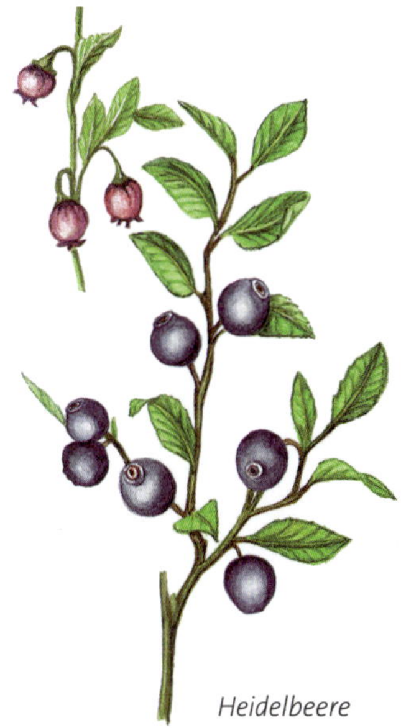

Heidelbeere

Glykoside

Allen Glykosiden ist gemeinsam, dass sie durch Hydrolyse – Aufspaltung unter Wasseraufnahme – in einen Zucker und einen Nicht-Zucker, das Aglykon, gespalten werden können. Das Aglykon bestimmt weitgehend die Wirkung. Beispiele: Die herzwirksamen und schleimlösenden Stoffe einiger Heilpflanzen, die abführenden Stoffe der Faulbaumrinde und die Wirkstoffe der Bärentraubenblätter sind Glykoside.

Auch die schweißtreibende Wirkung der Lindenblüten und die Wirkung vieler Bitterstoffdrogen sind auf Glykoside zurückzuführen.

Saponine

Saponine sind pflanzliche Glykoside, die zusammen mit Wasser einen haltbaren Schaum ergeben, Öl in Wasser emulgieren und eine hämolytische Wirkung besitzen, das heißt, den roten Blutfarbstoff aus den roten Blutkörperchen austreten lassen. Saponindrogen leisten zum Beispiel bei festsitzendem Husten gute Dienste. Es kommt wegen der Oberflächenaktivität der Saponine zur Verflüssigung des zähen Schleims, der sich dann leichter abhusten lässt.

Der vom Körper neu gebildete Schleim kann ungehindert abfließen. Durch leichte Reizwirkung auf die Magenschleimhaut kommt es reflektorisch zur Vermehrung der Absonderung (Sekretion) aller Drüsen, was sich in den Bronchien günstig bemerkbar macht.

Manche Saponindrogen besitzen auch eine wassertreibende Wirkung und werden häufig für die sogenannten Blutreinigungskuren – Frühjahrs- und Herbstkur – herangezogen.

Sie wirken auch gegen Hautunreinheiten und gegen rheumatische Beschwerden. Schließlich können manche Saponindrogen Ödeme ausschwemmen und entzündungshemmend wirken. Und nicht zuletzt beeinflussen Saponine in Heilpflanzen die Aufnahme anderer pflanzlicher Wirkstoffe entscheidend, wodurch oft geringe Wirkstoffmengen „große" Wirkung zeigen. Saponine sind aber auch nicht ganz ungefährlich – ein Zuviel reizt die Darmschleimhaut.

Schleim

Unter Schleim im botanisch-pharmakologischen Sinn versteht man kohlenhydrathaltige Stoffe, die mit Wasser stark aufquellen und eine fadenziehende (viskose) Flüssigkeit liefern.

Schleimdrogen sind im Pflanzenreich weitverbreitet, doch in nur wenigen Pflanzen – zum Beispiel in Eibisch und Lein – in solcher Menge enthalten, dass man sie therapeutisch nutzen kann. In den vielen anderen Fällen beeinflussen sie jedoch die Wirkungsintensität anderer pflanzlicher Wirkstoffe entschei-

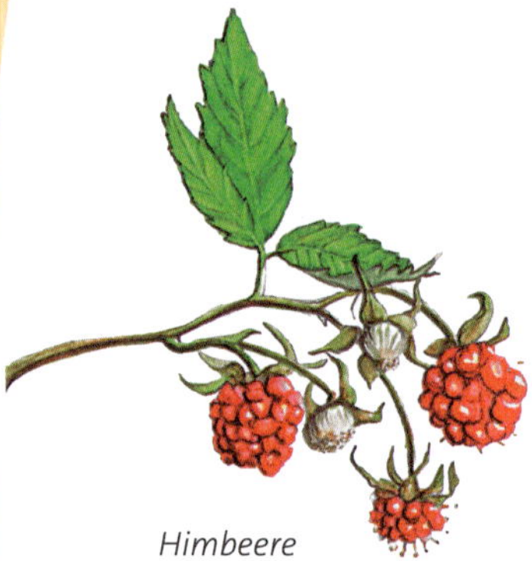

Himbeere

dend. Die pharmakologische Wirkung der Pflanzenschleime lässt sich am besten mit dem Begriff „Reizmilderung" beschreiben. Das funktioniert so:

Der Schleim legt sich als feine Schicht um die Schleimhäute und schützt sie so vor örtlich reizenden Stoffen oder wirkt reizmildernd. Entzündungen, vor allem die der Schleimhäute, klingen unter dem Einfluss der Schleimdrogen schnell ab. Schleim wird nicht resorbiert, die Wirkung ist also rein lokal. Eine hustenstillende Wirkung besitzen Schleimdrogen dann, wenn der Husten durch Reizzustände im Rachen und am Kehldeckel ausgelöst wird. Schleimdrogen wirken leicht abführend, weil sie die Darmfüllung auflockern, Wasser zurückhalten und quellen, zum Beispiel Leinsamen.

Eine besondere Eigenschaft der Schleime ist die Abschwächung der Geschmacksempfindung, vor allem für Saures. Ein Beispiel zur Veranschaulichung: Himbeeren enthalten weniger Zucker und mehr Säuren als Johannisbeeren. Da sie aber reicher an Schleimstoffen sind, schmecken sie süßer als Johannisbeeren, obwohl sie es gar nicht sind.

Vitamine, Mineralstoffe und Spurenelemente

In einem Überblick über die wichtigsten Heilpflanzeninhaltsstoffe dürfen die sogenannten „essenziellen Nährstoffe“ nicht fehlen. Sie sind im Organismus erforderlich, um Gerüstsubstanzen – Bindegewebe, Knochen, Zähne – und Zellstrukturen aufzubauen, Bausteine für körpereigene Enzyme – Fermente – und Hormone zu liefern, Stoffwechselprozesse zu aktivieren sowie die Organfunktionen und den Wasserhaushalt zu beeinflussen. Ihr ausreichendes und ausgewogenes Angebot in der Nahrung ist lebenswichtig. Das erklärt die Bedeutung pflanzlicher Nahrung wie Gemüse, Salat und Obst.

Auch im Rahmen der Behandlung von Krankheiten, bei denen ein Mangel an Mineralstoffen, Spurenelementen und Vitaminen vorliegt, sind Zubereitungen aus Heilpflanzen mit diesen Inhaltsstoffen besonders wichtig. Mineralstoffe, Spurenelemente und Vitamine gehen teilweise bei der Teezubereitung in Lösung und sind dadurch auch an der Heilwirkung beteiligt. Ist ein bestimmtes Vitamin der Hauptwirkstoff einer Heilpflanze, dann kann die Droge gezielt als Vitaminlieferant eingesetzt werden. Das trifft zum Beispiel auf die Hagebutte zu, die besonders viel Vitamin C enthält.

Sammeln von Heilpflanzen

Sollten Sie einige Heilpflanzen selbst sammeln wollen, dann sind ausreichende botanische Kenntnisse unerlässlich. Ob Ihre Kenntnisse ausreichend sind, können Sie leicht selbst überprüfen. Stellen Sie sich am besten folgende Fragen:

- Kann ich die von mir gesuchte Heilpflanze in der Natur zweifelsfrei erkennen?
- Weiß ich, dass einige Heilpflanzen giftige „Doppelgänger" haben?
- Weiß ich, welche Heilpflanzen giftig und deshalb zur Selbstmedikation ungeeignet sind, da sie lebensgefährlich sind?
- Weiß ich, welche Heilpflanzen geschützt sind und auf keinen Fall gesammelt werden dürfen?
- Weiß ich, in welcher Umgebung ich Heilpflanzen sammeln kann – erkenne ich, ob eine Wiese, ein Feld, ein Waldrand frei ist von Umweltvergiftung?
- Weiß ich, zu welcher Tages- und Jahreszeit ich Heilpflanzen sammeln soll, damit sie ihre optimale Wirkung entfalten?
- Weiß ich, welcher Pflanzenteil als „Droge" für den Tee genutzt wird – Blüten, Früchte, Samen, Wurzeln, Rinde oder das ganze Kraut?

- Weiß ich, wie die Sammelausbeute sachgerecht aufbereitet wird? Wenn ja, habe ich die Möglichkeiten dazu?

Wichtiger Hinweis: Wird die Wurzel verwendet, so verbietet sich das Sammeln, denn dadurch würde der Wildbestand der Heilpflanze gefährdet. Für arzneiliche Zwecke – auch für Teemischungen – stammen Wurzeln aus Kulturen.

Sollten Sie mit Hilfe dieser Fragen feststellen, dass Sie nur wenig über Heilpflanzen wissen, so verbietet sich das Selbstsammeln für Sie zunächst. Möchten Sie hingegen mehr über Heilpflanzen erfahren, so können Sie mit bewährten Heilpflanzenbüchern und Sammelführern Ihre Kenntnisse erweitern.

Heilpflanzen richtig aufbewahren

Generell sollten Heilkräuter in dunklen Glasgefäßen oder in Weißblechdosen aufbewahrt werden. So sind sie vor Lichteinfall und Feuchtigkeit geschützt und behalten ihre Qualität.

Wesentlich ist auch die Beschriftung der Aufbewahrungsgefäße, denn getrocknete und zerkleinerte Heilpflanzen, die Teedrogen, kann man nur schwer voneinander unterscheiden. Außerdem sollten Sie einen Zettel ins Gefäß legen, auf dem

Sie neben dem Datum, an dem Sie die Pflanze eingekauft oder Ihr Sammelgut aufbereitet haben, notieren, wer in Ihrer Familie mit diesem Tee behandelt worden ist und bei welchen Beschwerden und in welcher Dosierung er geholfen hat.

Heilkräuter, wie sie Hildegard von Bingen empfiehlt und die von hochwertiger Qualität sind, bekommen Sie bei Ihrem Apotheker, denn er ist gesetzlich dazu verpflichtet, alle Heilpflanzen vor der Abgabe auf Reinheit und Qualität zu überprüfen. Die Qualitätskriterien für Heilpflanzen sind in den jeweils gültigen Arzneibüchern festgelegt. Ein Apotheker, der mit Hildegard-Medizin vertraut ist, stellt Ihnen auch alle in diesem Ratgeber empfohlenen Teemischungen zusammen.

Wenn man nicht selbst Heilkräuter sammeln will oder kann, bekommt man sie in sehr guter Qualität in Apotheken. Dort kann man sich auch eine Teemischung zusammenstellen lassen.

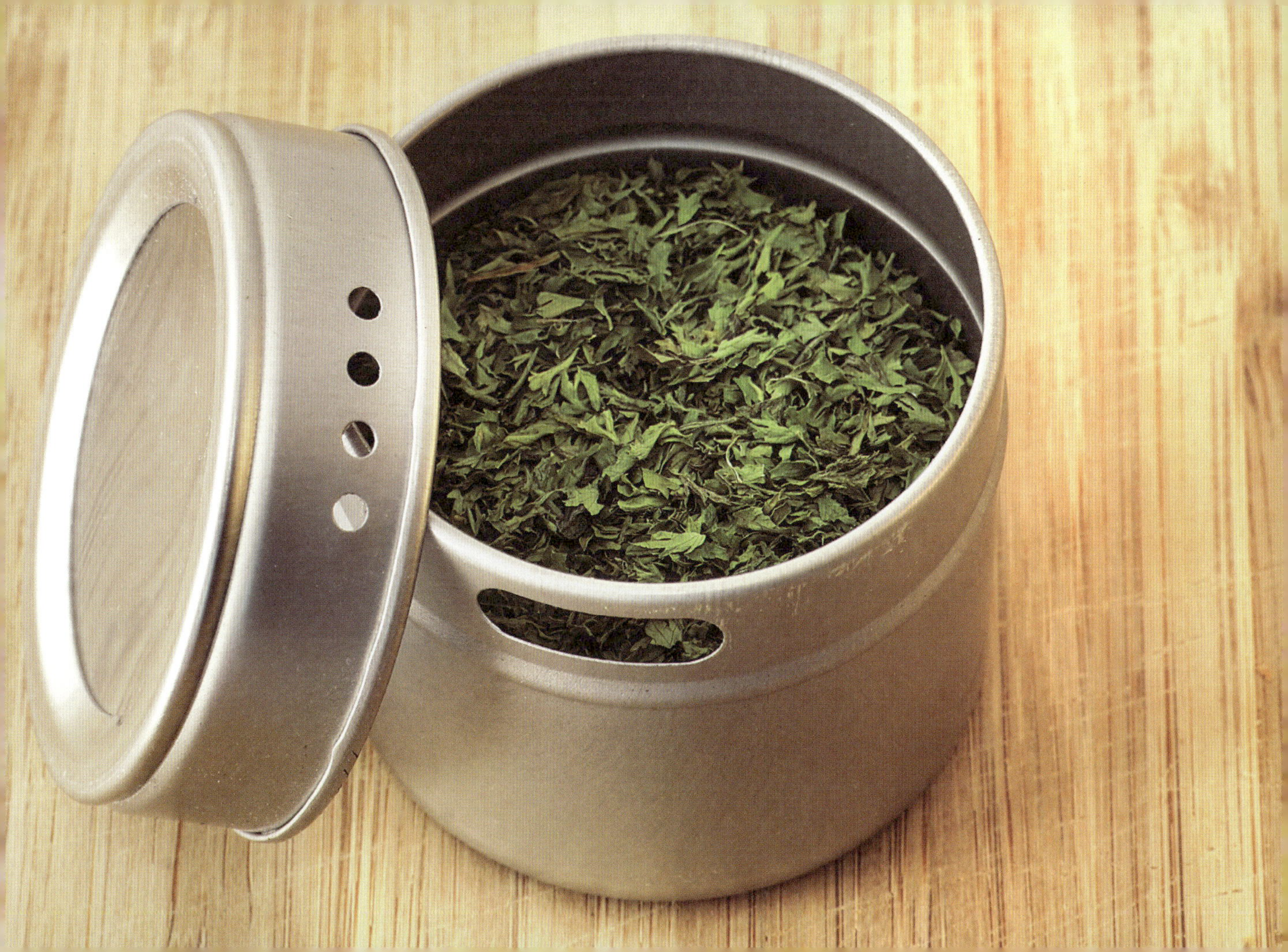

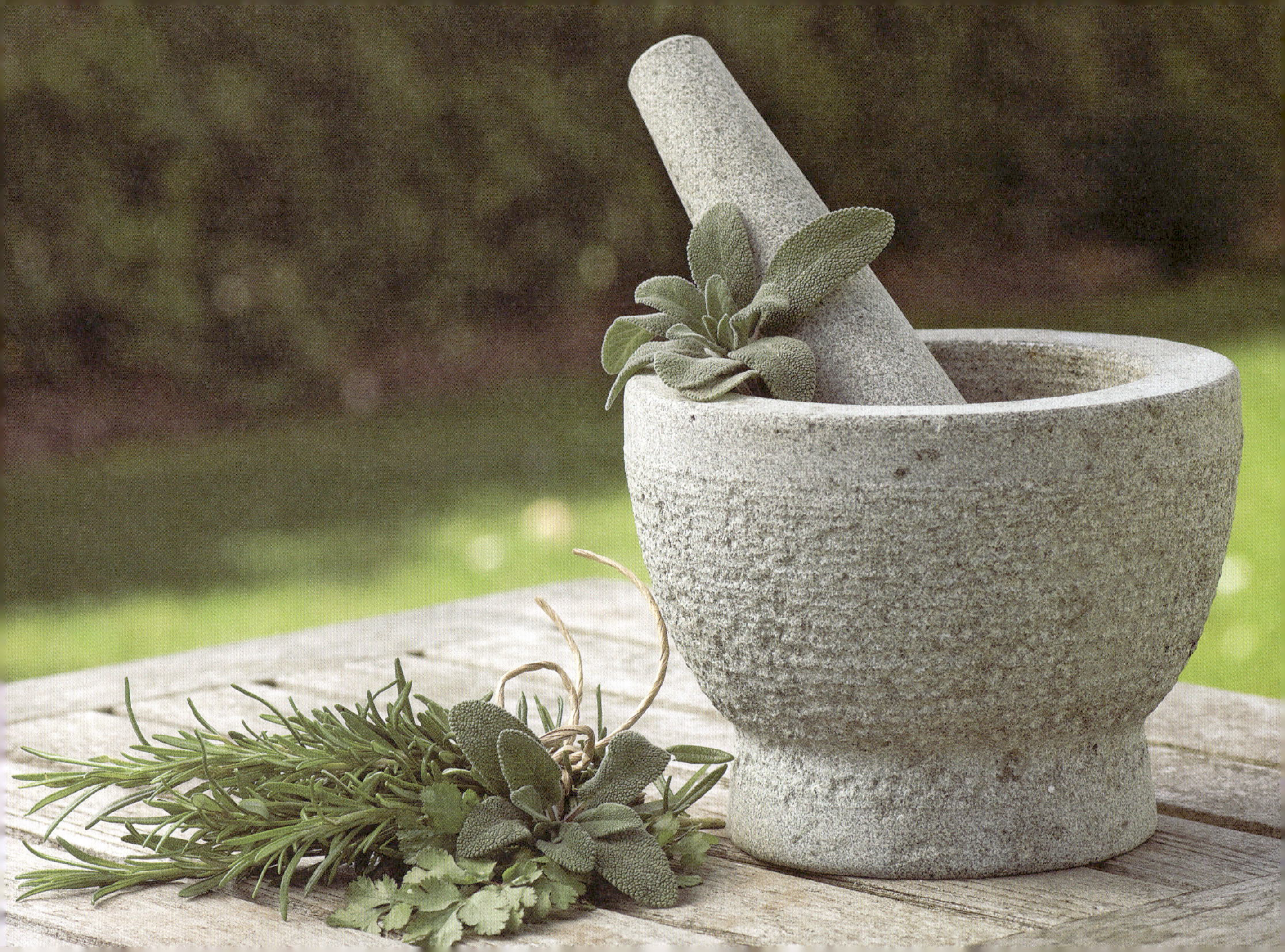

Die Selbstmedikation

Zubereitung und Anwendung der Tees

Kräutertees sind Arzneimittel. Wie andere Arzneimittel wirken sie nur dann optimal, wenn sie gezielt angewendet und richtig dosiert werden. Auch die vorschriftsmäßige Teezubereitung ist ganz wesentlich. Die verwendete Menge, die Wassertemperatur und die Dauer des Ausziehens, selbst die Art des Teetrinkens – schluckweise, warm, heiß oder kalt – sind wesentlich. Wenn Sie sich daher an die Anweisungen dieses Buches halten, wird der Kräutertee seine Wirkung voll entfalten.

Um den Umgang mit Heilpflanzentees zu erleichtern, haben wir für die meisten der in diesem Ratgeber empfohlenen Tees eine einheitliche Art der Zubereitung vorgenommen. Wenn bei den einzelnen Tee-Empfehlungen nichts anderes angegeben ist, gelten folgende Maßnahmen:

Zubereitung der Tees

2 gehäufte Teelöffel Droge (Einzeltee oder Teemischung) mit ¼ Liter siedendem Wasser übergießen, zugedeckt 10 Minuten ziehen lassen und durch ein Sieb abseihen.

Seite 156:
Frische Kräuter werden am besten in einem Mörser zerkleinert und sofort weiter verwendet.

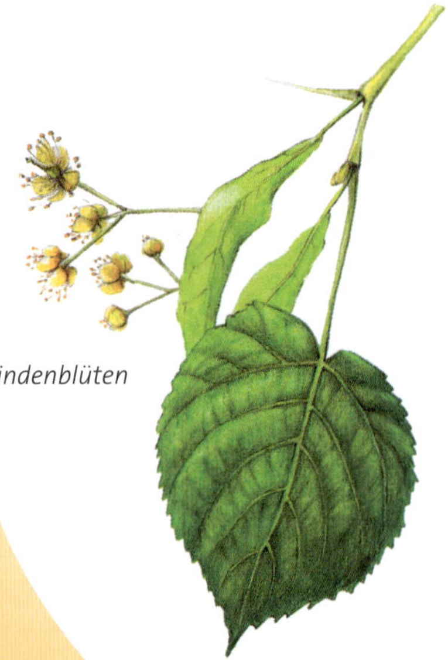

Lindenblüten

Innerliche Anwendung der Tees

2 bis 3 Tassen Tee schluckweise mäßig warm zwischen den Mahlzeiten trinken. Sie können die Tees mit Honig süßen, sofern Sie nicht zuckerkrank sind. Bitte beachten Sie aber auch die im Text angegebenen Abweichungen!

Äußerliche Anwendung der Tees

Neben der innerlichen Anwendung, dem Teetrinken, kann man Heiltees auch äußerlich verwenden. Das gilt vor allem für ungemischte Tees. Man spricht von äußerlicher Anwendung, wenn man mit dem Tee gurgelt, den Mund spült, das Zahnfleisch einreibt, Wunden behandelt, Dampfbäder, Einläufe, Umschläge, Teil- und Vollbäder macht oder die Augen spült.

Vollbäder

Vollbäder mit Drogenauszügen macht man in der Badewanne bei Temperaturen zwischen 35 und 38 °C, die Badedauer sollte etwa 10 bis 15 Minuten nicht überschreiten. Anschließende Bettruhe ist zu empfehlen, weil die Bettwärme die Nachwirkung des Vollbades verstärkt. In der Apotheke erhält man Badeextrakte auf pflanzlicher Basis, wie sie Hildegard empfiehlt.

Es ist vorteilhaft, diese fertigen Extrakte zu verwenden, weil es etwas mühsam ist, sich den Kräuterauszug für ein Vollbad selbst zu bereiten. Dennoch haben wir dort, wo Kräuter-Vollbäder empfohlen werden, auch die Vorschriften für die Selbstherstellung angegeben.

Teilbäder

Teilbäder für verletzte Glieder – Finger, Hand, Fuß – sind sehr einfach auszuführen. Man bereitet einen Tee und badet darin bei mäßiger Temperatur – 35 bis 40 °C – die erkrankten Körperteile etwa 10 Minuten lang. Für 1 Liter Badeflüssigkeit benötigt man 1 Esslöffel Droge; mit kaltem Wasser übergießen, aufkochen, 10 Minuten ziehen lassen, abseihen und auf die angegebene Temperatur abkühlen lassen.

Ansteigende Fußbäder

Eine sehr hilfreiche Anwendung zur Abwehr von beginnenden Erkältungskrankheiten sind ansteigende Fußbäder.

Sie führen zu einer Kräftigung durch Wärmung des ganzen Körpers, fördern darüber hinaus die Durchblutung der Schleimhäute in der Nase sowie im Rachenraum und verhindern, dass eine beginnende Erkältungskrankheit, ein Virusinfekt, sich weiter ausbreitet, da Temperaturen über 38 °C den Krankheitserregern nicht gut bekommen.

Man benötigt für das Bad eine hohe Fußbadewanne und warmes bis heißes Wasser. In die Fußbadewanne gibt man zum Beispiel 1 Liter Thymiantee und ½ Liter Schachtelhalmtee. Durch Auffüllen mit Wasser von 37 °C wird mit dem Fußbad begonnen und die Temperatur durch Zugabe von heißem Wasser langsam gesteigert, so lange, wie es erträglich ist. Nach etwa 10 bis 15 Minuten beendet man das Fußbad, trocknet die Füße ab und zieht warme Socken an.

- **Wichtiger Hinweis:** Wer kranke Venen hat oder unter Herz- und Kreislaufstörungen leidet, darf kein heißes Fußbad nehmen. Es sei denn, der Arzt genehmigt es ausdrücklich.

Inhalationen und Dampfbäder

Hierfür gibt man 1 kleine Handvoll Kräuter in einen Topf und übergießt sie mit ½ bis 1 Liter siedendem Wasser. Etwa 10 Minuten atmet man – den Kopf und das Gefäß mit einem Tuch abgedeckt – die Dämpfe langsam und tief durch Mund und Nase ein.

Beim Dampfbad lässt man die Dämpfe auf die Haut einwirken. Steigen keine Dämpfe mehr auf, muss der Ansatz noch einmal zur „Wiederbelebung" erhitzt werden, denn die Behandlung soll mindestens 10 Minuten dauern, um die gewüschte Wirkung zu entfalten.

Für Dampfbäder im Bereich von After oder Geschlechtsorganen braucht man ein stabiles, standfestes Gefäß, auf das man sich setzen kann. Dazu werden 3 Liter Ansatzflüssigkeit und 3 bis 4 Esslöffel Kräuter benötigt.

Umschläge

Für feuchte Verbände oder Wundumschläge tränkt man einen Wattebausch oder Mulltupfer mit dem Tee, drückt ihn

Bäder, ob als Wannen-, Fuß- oder Dampfbäder, sind vor allem bei Erkältungskrankheiten hilfreich, wenn die angegebenen Zeiten eingehalten werden.

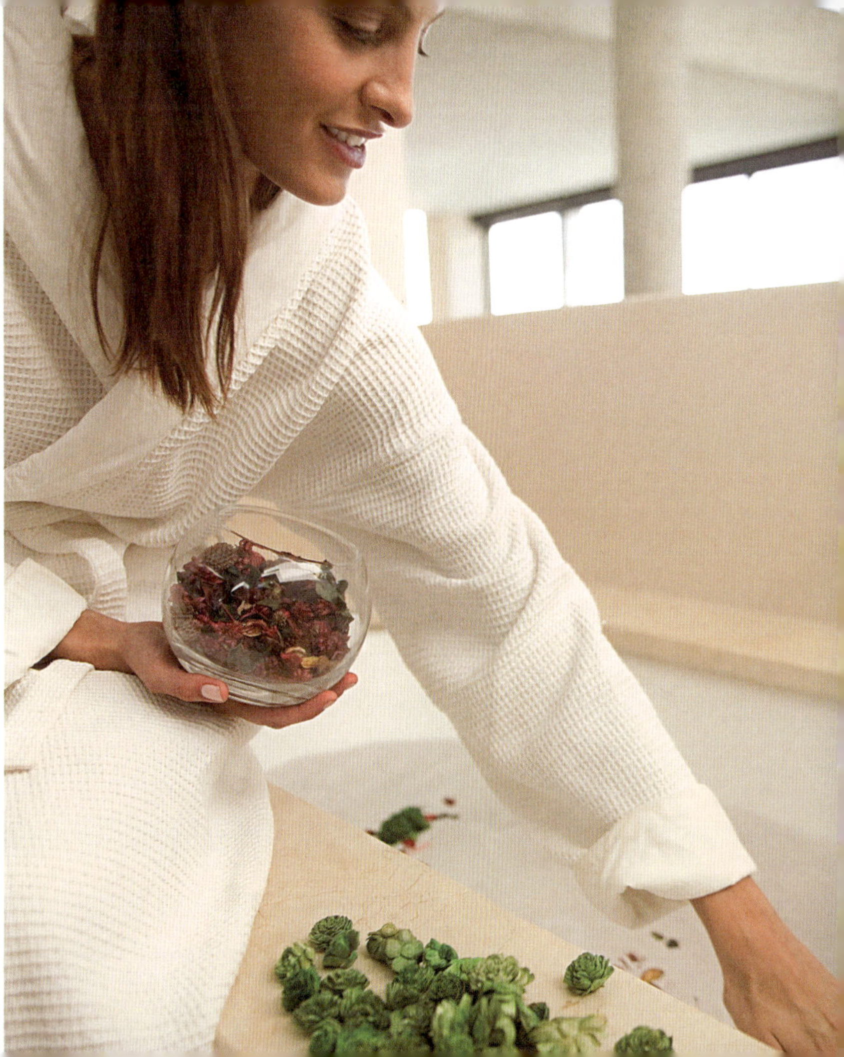

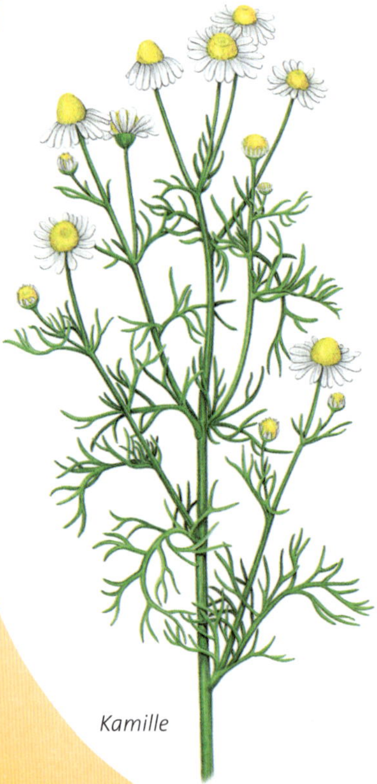
Kamille

leicht aus und bedeckt damit die zu behandelnden Stellen. Der Wundumschlag bleibt einige Stunden liegen, der feuchte Verband so lange, bis er trocken ist. Um die Feuchtigkeit des Verbands zu erhalten, ohne ihn erneuern zu müssen, kann man ihn, nachdem er trocken geworden ist, mehrmals mit dem verwendeten Tee nachfeuchten.

Waschungen

Für Waschungen mit Kräutertees – bei Hautunreinheiten sehr empfehlenswert – taucht man ein sauberes Tuch oder ein Mullläppchen in den lauwarmen Tee und wäscht unter kreisenden Bewegungen die „unreinen" Hautstellen. Wenn es darum geht, Krusten aus Blut, Sekret oder Eiter zu beseitigen, drückt man zunächst mehrmals ein mit Tee getränktes Mullläppchen – so heiß, wie Sie es vertragen – auf die verkrusteten Stellen und beginnt erst nach 10 Minuten mit der Reinigung. Dann sind die Krusten aufgeweicht und lassen sich schmerzlos abwaschen.

Gurgellösung und Mundspülung

Zum Gurgeln und Mundspülen verwendet man den normalen Kräutertee – natürlich ungesüßt. Wichtig ist nur, dass die

Behandlung lange genug durchgeführt wird. Die reine Gurgelzeit soll mindestens 1 Minute betragen, das Mundspülen etwa 5 Minuten dauern.

Augenwaschungen

Auch für Augenwaschungen und – eventuell mit derselben Menge Wasser verdünnt – für Augenspülungen verwendet man den empfohlenen Tee ungesüßt.

Die Augen werden mit einem teegetränkten Wattebausch oder Mullläppchen von außen nach innen, also von der Schläfe zur Nase hin, jeweils 3 Minuten lang ausgewaschen.

Für Augenspülungen benutzt man am besten eine Augenbadewanne, die jede Apotheke bereithält. Die mit dem Teeaufguss gefüllte Augenbadewanne wird ans Auge gedrückt, der Kopf langsam nach hinten geneigt, das Auge geöffnet und ein wenig hin und her bewegt. So wird das Auge in der Flüssigkeit regelrecht „gebadet". Diese Behandlung sollte jeweils 3 bis 5 Minuten durchgeführt werden.

Es empfiehlt sich, den Kräutertee vor dem Augenbad mithilfe eines Kaffeefilters zu filtrieren und dann noch einmal kurz aufzukochen.

Kräutersäckchen

Mit Kräutersäckchen kann man Geschwülste erweichen, reifen oder zerteilen, darüber hinaus Schmerzen lindern durch die Wärme. Deshalb sollen Kräutersäckchen sehr warm bis heiß aufgelegt werden. Die Temperatur richtet sich nach der Verträglichkeit. Die Droge wird in ein kleines Leinensäckchen gefüllt, das dann etwa 10 Minuten lang in kochend heißes Wasser und – nachdem es abgetropft und abgekühlt ist – auf die erkrankte Stelle gelegt wird.

Grenzen der Selbstmedikation

Da viele Menschen alles, was die Natur zur Linderung von Beschwerden oder zur Heilung von Krankheiten anbietet, für unschädlich halten, gehen sie oft fahrlässig mit Heilpflanzen-Anwendungen um. Entweder sie überschätzen die Wirkung einer Heilpflanze, oder sie sind der Meinung, dass eine Therapie – selbst wenn sie nichts nützt oder die Anwendung fehlerhaft war – auch nicht schaden kann. Das ist ein sehr großer und häufig sogar gefährlicher Irrtum! Wir wissen heute, dass Heilpflanzen manchmal erhebliche schädigende Nebenwirkungen haben. Falsch angewandt, überdosiert oder zu lange eingenommen, können sie einem Kranken mehr schaden als nützen. Nur überlegt ausgesuchte Heilpflanzen, richtig zubereitet und dosiert, sind Heilmittel. Dies ist auch der Grund, weshalb Hildegard immer wieder auf Besonnenheit und das richtige Maß hinweist.

Selbstbehandlung von Beschwerden setzt daher hohe Eigenverantwortung voraus. Das bedeutet konkret, dass die Vorhaben mit dem Hausarzt abgesprochen werden, nicht zuletzt, um die richtige Diagnose erstellen zu lassen. Die Furcht, von ihm ausgelacht zu werden, ist völlig unbegründet, denn Ärzte befürworten durchaus die Behandlung mit Heilpflanzen, wenn diese aufgrund der Diagnose gerechtfertigt ist.

Wenn Sie – vermeintlich – harmlose Befindlichkeitsstörungen, ohne den Arzt zu befragen, behandeln möchten, weil Sie eigene Erfahrungen im Umgang mit Heilpflanzen besitzen, so gilt folgender Rat:

- Verschwinden die Beschwerden nicht spätestens nach drei Tagen, oder treten sie nach dem Absetzen der Tee-Anwendung bald wieder auf, so muss ein Arzt konsultiert werden.
- Starke Schmerzen und hohes Fieber sind Alarmsignale, die ebenfalls einen Arztbesuch erforderlich machen.

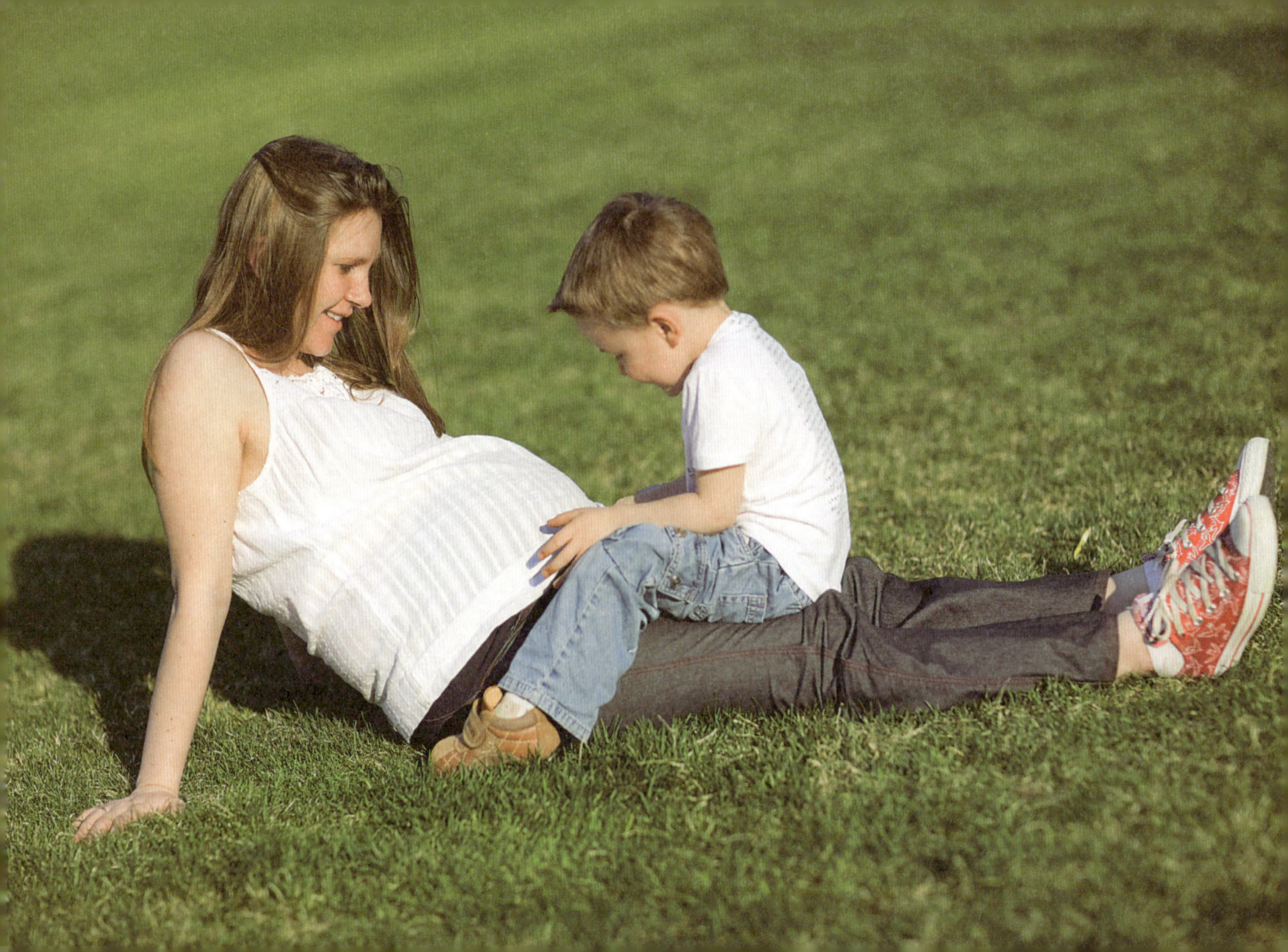

- Wenn nach der Heilpflanzen-Anwendung Beschwerden wie Magenschmerzen, Übelkeit, Erbrechen oder Durchfall auftreten oder wenn sich allergische Hautveränderungen zeigen, so muss die Anwendung sofort abgebrochen und ein arzt aufgesucht werden.
- Sofern die Beschwerden nicht bald verschwinden – nach etwa 2 Tagen – ist ärztlicher Rat ebenfalls erforderlich.

Es bedarf kaum des Hinweises, dass Schwangere oder organisch Kranke sich nicht selbst behandeln dürfen. Bei chronischen Erkrankungen können jedoch Heilpflanzen-Anwendungen neben den ärztlicherseits verordneten Maßnahmen als begleitende Therapie sehr hilfreich sein.

Pflanzenheilmittel selbst herstellen

Tinkturen und Extrakte

Tinkturen sind Alkohol-Wasser-Auszüge. Das bedeutet, dass die Wirkstoffe aus den Heilkräutern extrahiert werden, indem man sie in Alkohol ziehen lässt. Bei einem Ölextrakt hingegen werden die fettlöslichen Wirkstoffe herausgelöst.

Seite 166:
Schwangere sollten sich nicht selbst behandeln oder nur nach Absprache mit dem Arzt.

Tinktur

Man verwendet 40-, 50- und 70-prozentigen Alkohol (Weingeist). Durch das Alkohol-Wasser-Gemisch werden den Heilpflanzen sowohl wasserlösliche als auch alkohollösliche Wirkstoffe entzogen (siehe Schritt-für-Schritt-Anleitung unten).

Da sich die verschiedenen Inhaltsstoffe nicht gleichermaßen in unterschiedlich starkem Alkohol lösen, sollte man sich genau an die Rezeptempfehlungen halten. Auch die empfohlene Dosierung ist genau einzuhalten, da Tinkturen starke Heilmittel sind. So stellt man eine Tinktur her:

- Die abgewogenen und im Mörser zerdrückten Pflanzenteile in ein Glas geben,
- mit Alkohol bedecken,
- dann ziehen lassen (Dauer je nach Rezeptur).
- Die Tinktur durch einen Filter abseihen,
- in saubere Glasbehälter umfüllen,
- gut verschlossen an kühlem, dunklem Ort aufbewahren.

Ölextrakt

Um einen Ölextrakt herzustellen, verwendet man Oliven-, Sonnenblumen- oder auch andere möglichst hochwertige Pflanzenöle. Die Herstellung eines sogenannten Kaltextrakts ist etwas zeitaufwendig:

- Heilpflanzen über mehrere Wochen so lange in dem Öl ziehen lassen,
- bis der gewünschte Wirkstoffanteil in das Öl aufgenommen wurde.
- Den Extrakt möglichst kühl und in dunklen Flaschen aufbewahren, da diese Öle sonst schnell verderben können.

Richtige Zubereitung von Heilkräutertees

Heilkräutertee-Zubereitungen zählen zu den ältesten heilkundlichen Anwendungen. Obwohl ihre Herstellung ganz einfach ist, müssen dennoch bestimmte Vorgehensweisen beachtet werden.

Kaltwasserauszug

Die Wirkstoffe mancher Heilpflanzen werden durch Hitze zerstört (siehe dazu die jeweilige Rezeptur). Um dies zu verhindern, macht man einen Kaltwasserauszug und kann so nur die leicht wasserlöslichen Bestandteile aus den Pflanzenteilen herauslösen.

Richtige Vorgehensweise:

- Pflanzen mit kaltem Wasser übergießen,
- danach 8 Stunden ziehen lassen,
- dabei ab und zu umrühren.
- Danach das Wasser durch ein Teesieb abseihen.

Abkochung

Die Methode der Abkochung wird für harte Samenkörner, Wurzelbestandteile und Rinden angewendet, um ihre Inhaltsstoffe freizusetzen. Sie dient außerdem dazu, Wasser-Auszüge zu reduzieren und zu konservieren.

Werden für eine Rezeptur im Wesentlichen Wurzelbestandteile mit schwer löslichen Inhaltsstoffen gemischt, müssen diese mit Hitze extrahiert werden.

Richtige Vorgehensweise:

- Ungefähr 15 Minuten lang kochen,
- vor dem Trinken abseihen.

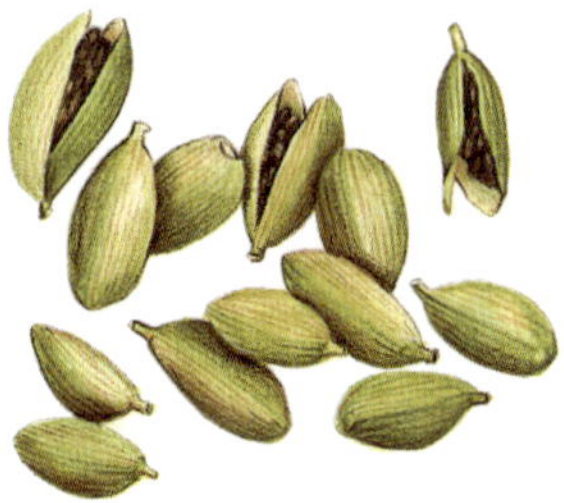

Kardamomsamen

Heißwasserauszug

Dies ist die klassische Form der Teezubereitung – das Überbrühen der Pflanzenteile mit heißem beziehungsweise kochendem Wasser. Falls nicht anders angegeben, liegt die Dosierung bei 1 bis 2 Teelöffeln pro Tasse. Richtige Zubereitung:

- Das Teekraut für den Heißwasserauszug mit kochendem Wasser übergießen.
- Je nach Rezept zugedeckt ziehen lassen und im Anschluss daran abseihen.

Herstellung von Pflegemilch

Keineswegs nur Wind und Sonne, sondern auch extreme Kälte bewirken ein schnelles Austrocknen der Haut. Zu diesen äußeren Bedingungen kommen noch Veranlagung und Alter, die den Hauttyp bedingen. Wer zu trockener Haut neigt, sollte seine Haut ausreichend mit Feuchtigkeit und Ölen versorgen. Empfehlenswert ist eine Pflegemilch ohne Konservierungsstoffe, die man relativ einfach selbst herstellen kann. Je nach Vorliebe für Gerüche kann man sie mit ätherischen Ölen, zum Beispiel mit Rosenöl, versetzen. Richtige Vorgehensweise:

- Zunächst 45 g *Unguentum emulsificans* aus der Apotheke sowie 5 g Propylenglykol und 50 g Wasser abwiegen.
- Die *Unguentum emulsificans* in eine Schale geben und nach und nach das Propylenglykol unter die Masse rühren.

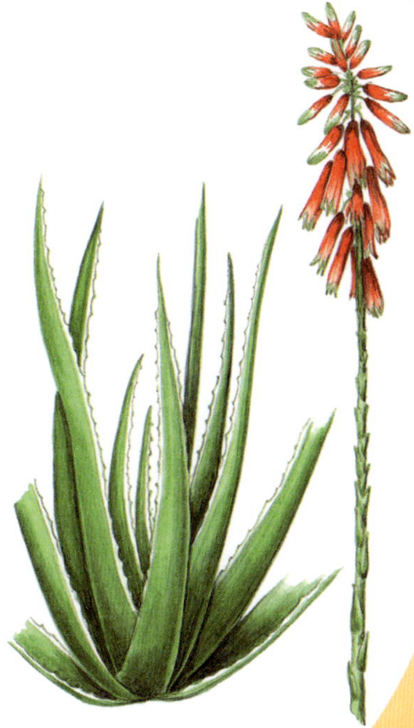

Aloe

- Anschließend das frisch abgekochte Wasser langsam und ebenfalls unter Rühren der Masse zugeben.
- Tropfenweise 1 Teelöffel des ätherischen Öls zugeben und einrühren. Benutzt man Rosenöl, genügen aufgrund seiner Intensität wenige Tropfen.

Zubereitung von Salben

Zur Herstellung von Salben werden Heilkräuter zusammen mit Öl oder Fett erhitzt, um einen Extrakt der fettlöslichen Inhaltsstoffe zu erhalten. Als Grundlage dienen Vaseline, Bienenwachs oder Schweineschmalz. Im Gegensatz zu Cremes enthalten Salben nur wenig Wasser und können auch ohne Zugabe von Emulgatoren hergestellt werden, wie zum Beispiel die richtige Vorgehensweise zur Herstellung einer Ringelblumensalbe zeigt:

- 5 g Ringelblumenblüten mit 100 g lauwarmem Bienenwachs im Wasserbad mild erwärmen, verrühren und mehrere Tage zugedeckt ziehen lassen.
- Erneut im Wasserbad bei etwa 40 °C verrühren, bis das Bienenwachs flüssig wird und die Ringelblumenblüten absinken. Dann aus dem Wasserbad nehmen.

Seite 173:
Selbst zubereitete Salben sind wegen der fehlenden Konservierung nicht so lange haltbar wie konventionell hergestellte.

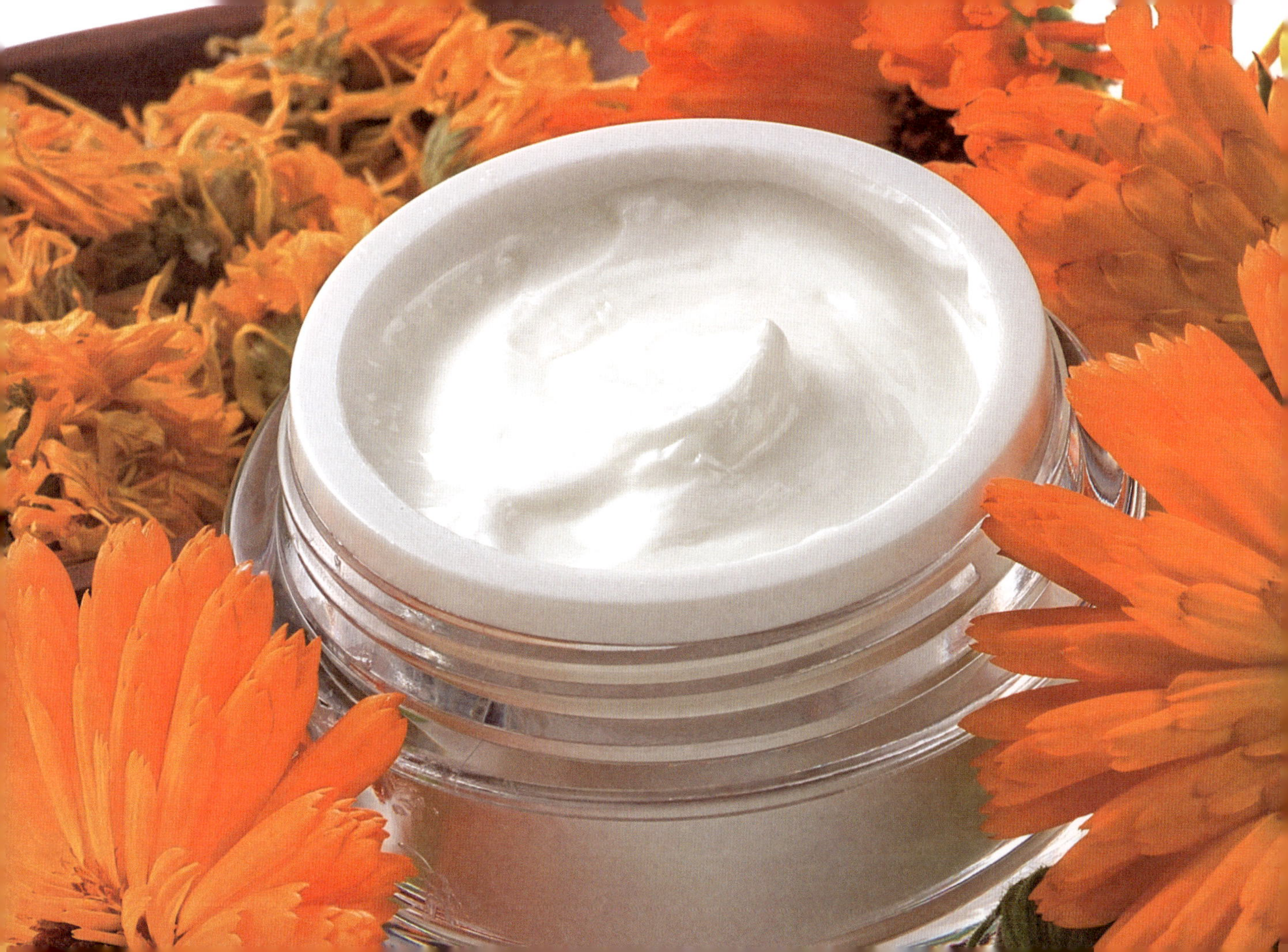

- Das Gemisch durch einen Filter, der mit Verbandmull ausgekleidet ist, langsam in ein Vorratsgefäß laufen lassen und die Heilpflanzenreste wegwerfen.
- Um möglichst viel von der Salbe zu erhalten, auch die Salbenreste aus dem Filter entfernen und in saubere, verschließbare Schraubgläser umfüllen.

Hildegards beste Pflanzenhelfer

Getreu dem benediktinischen Auftrag *Ora et labora et lege* („Bete und arbeite und lese") gehörte das Lesen und das Studieren der Werke geistlicher und weltlicher Autoren zum täglichen Pflichtprogramm Hildegards. Zu den bedeutendsten Autoren des frühen und hohen Mittelalters zählte der Bischof und Kirchenlehrer Isidor von Sevilla. Aus dessen umfassendem Werk schöpfte Hildegard das Grundwissen über die geistige Welt der Antike, das auch heute noch in Form wertvoller Pergamenthandschriften und Bücher in den Klosterbibliotheken sorgsam gehütet wird.

Das 20-bändige Werk *Etymologien* des Isidor von Sevilla enthält auch eine Kräuterenzyklopädie, ein Schlüsselwerk für das Ziehen von Kräutern in der klösterlichen Gartenkultur, das

Hildegard kannte und das auch heute noch hohen Stellenwert hat. In den Kapiteln *De herbis aromaticis sive communibus* („Über aromatische oder gewöhnliche Kräuter"), *De oleribus* („Über das Gemüse") und *De adoratis oleribus* („Über das Gewürz") sind alle Pflanzen und Kräuter geschildert, mit denen sich die große Heilerin intensiv beschäftigte.

Ebenso großen Einfluss auf das Pflanzenwissen Hildegards hatte der Mönch Walahfrid Strabo. Als Kräuterpoet besang er um 840 in seinem 414 Verse umfassenden Werk *De cultu hortorum*, auch *Hortulus* („Kleiner Garten") genannt, auf der Insel Reichenau im Bodensee 23 Pflanzen, die bunt durcheinanderwuchsen, unter anderem Salbei, Raute, Andorn, Fenchel, Gladiole, Liebstöckel, Kerbel, Lilie, Mohn, Minze, Eberraute, Flaschenkürbis, Wermut, Sellerie, Schafgarbe, Rettich und Rose. Der scharfe, gewöhnliche Rettich neben der zarten Rose, die Edelgladiole zwischen den Küchenkräutern – diese Mischung war durchaus beabsichtigt. Das Nebeneinander von Gewürz-, Zier- und Heilkräutern lässt sich in der Tradition der Kräutergärten, zum Beispiel in den Bauerngärten, die nach dem Vorbild alter Klostergärten angelegt worden waren, bis zum heutigen Kräutergarten in den Klöstern verfolgen.

Hildegards Wissen über die Pflanzen

Das große Werk *Physica* ist keine naturkundliche Beschreibung oder Betrachtung, kein naturwissenschaftliches Werk im eigentlichen Sinn, sondern eher als der zweite Teil der medizinischen Schrift Hildegards zu verstehen. Hildegard wollte kein wissenschaftliches Werk über die Natur schreiben, auch keinen Kommentar zu antiken Autoren, die sie kannte und deren Wissen sie schätzte, wie es später zum Beispiel der Dominikaner Albertus Magnus im Hinblick auf Aristoteles tat. Hildegard war Äbtissin und wollte ein Handbuch der praktischen Volksheilmittelkunde für ihre Nonnen und die Bevölkerung verfassen. Von daher erklärt sich auch, dass Hildegard sämtliche Naturobjekte, die sie in der *Physica* behandelt, hauptsächlich unter dem Aspekt der Nützlichkeit für den Menschen betrachtet.

In acht Büchern werden etwa 500 Kräuter und Bäume, Tiere (vierfüßige Tiere, Fische, Vögel, Reptilien), Edelsteine, Metalle und Flüsse beschrieben. Dabei wird keine genaue naturkundliche Beschreibung der jeweiligen Objekte gegeben. Man findet nur selten die sonst üblichen Angaben über Gestalt und Farbe, Vorkommen, Standort, Merkmale, Ausformung der einzelnen Teile, Erntezeit, Vermehrung und Fortpflanzung usw. Stattdes-

Seite 177:
In Hildegards Werken werden etwa 500 Kräuter, Bäume, Tiere, Edelsteine, Metalle und Flüsse beschrieben.

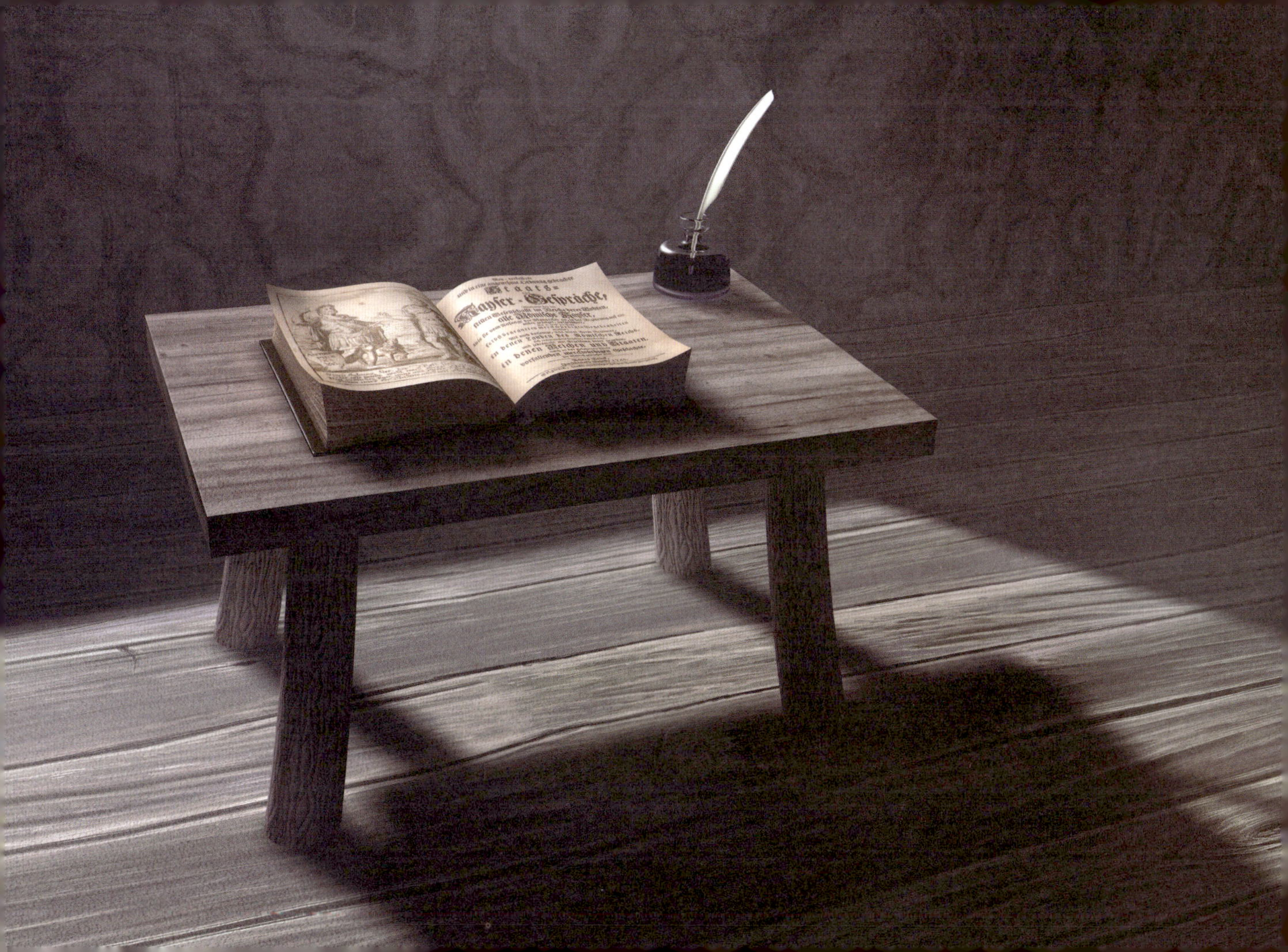
Staats=
Kayser - Gespräche,
alle Römische Kayser,
in denen Reichen und Staaten

sen werden stets Angaben über die medizinische Verwendbarkeit und die Nutzbarkeit der entsprechenden Naturobjekte für den Menschen gegeben.

Die *Physica* enthält insgesamt etwa 2000 Rezepte und Verwendungsvorschriften. Der Titel *Physica* ist in diesem Sinne auch nicht als Naturlehre zu übersetzen, sondern eher im Sinne des Begriffes *Physicus* (= Arzt) als Lehre von der Heilkraft der Natur, wie dies durch die neueste Übersetzung auch geschieht.

Das erste Buch der *Physica* ist eine umfassende Darstellung der damals bekannten Pflanzen, die Hildegard in erster Linie unter dem Gesichtspunkt ihrer medizinischen Verwendbarkeit betrachtet. Die einzelnen Pflanzenarten werden ohne eine bestimmte Ordnung besprochen. Die Namen sind entweder die aus der Antike allgemein bekannten lateinischen Bezeichnungen, oder es sind die deutschen Worte, durch Anhängen einer lateinischen Endsilbe latinisiert. Außerdem benutzt Hildegard auch die damaligen deutschen Namen, weshalb das Buch auch als Sprachquelle wichtig und interessant ist. Die Darstellung der Pflanzen ist auf zwei Bücher verteilt, Buch I, *Über die Pflanzen*, und Buch III, *Über die Bäume*. Die in diesen zwei Werken behandelten Pflanzen können folgendermaßen gruppiert werden:

- Zierpflanzen – 5 Arten
- Inländische, in den Gärten eingeführte Heilpflanzen – etwa 38 Arten
- Gemüsepflanzen – 46 Arten
- Obstbäume – 19 Arten
- Getreidearten und Gräser – 8 Arten
- Ausländische Heilpflanzen – 26 Arten
- Einheimische wilde Heilpflanzen – 68 Arten
- Wilde Bäume – 26 Arten

Insgesamt sind etwa 300 Pflanzenarten beschrieben, die Hildegard wohl fast alle aufgrund eigener Anschauung kannte. Man kann sie mit Recht als eine gute Pflanzenkennerin bezeichnen.

Hildegard beginnt das Buch über die Pflanzen mit einem Vorwort, das Aussagen über das Verhältnis der Pflanzen zum Menschen und über den unterschiedlichen Charakter der Pflanzen enthält: „Bei der Erschaffung des Menschen aus Erde wurde andere Erde genommen, die der Mensch ist, und alle Elemente dienten ihm, weil sie fühlten, dass er lebe, und allen seinen Tätigkeiten entgegen (kommend) wirkten sie mit ihm zusammen und er mit ihnen. Und die Erde gab ihr Grün gemäß der Art und der Natur und den Sitten und allem Umgang des Menschen. Die Erde nämlich zeigte mit nützlichen Kräutern den Umgang (infolge) der geistigen Beschaffenheit des Menschen, indem dieser (die Kräuter) unterschied; aber mit unnützen Kräutern zeigt sie die unnützen und dämonischen Charakterzüge (des Menschen)."

So ist nach Hildegard auch das „Grün", das die Erde hervorbringt, zum Nutzen und zum Dienst am Menschen erschaffen. Hildegard spricht von dem unterschiedlichen Nutzen und den verschiedenen Verwendungsmöglichkeiten bestimmter Pflanzen und Pflanzenteile. Gewisse Kräuter sollen zusammen mit Speisen gekocht werden, gemeint sind also Gewürzkräuter. Gewisse „luftige" Kräuter sind gut für die Verdauung des Menschen. Wenn er sie isst, machen diese Kräuter ihn fröhlich. Andere Kräuter hingegen sind nach Hildegard „windig und trocken" – gemeint ist damit, dass diese Kräuter schwer verdaulich sind –, sie machen den Menschen traurig, wenn er sie isst. Der Saft bestimmter unnützer Kräuter – so Hildegard weiter – ist sogar giftig und kann dem Menschen den Tod bringen. Hildegard unterscheidet deutlich zwischen wilden und vom Menschen kultivierten Pflanzen:

„Die Kräuter, die durch die Arbeit des Menschen gesät werden und allmählich emporkommen und wachsen, verlieren wie Haustiere, die der Mensch in seinem Haus mit Sorgfalt aufzieht, durch jene Arbeit, durch die sie vom Menschen angebaut und gesät werden, die Herbheit und Bitterkeit ihrer Säfte, sodass die Feuchtigkeit dieser Säfte die Beschaffenheit des Saftes des Menschen etwas berührt, insofern als sie für seine Speisen und Getränke gut und nützlich sind. Die Kräuter aber, die durch das Fallen ihres Samens ohne die Arbeit des Menschen wachsen und plötzlich und eilig wie ungezähmte Tiere emporkommen, sind dem Menschen nachteilig zum Essen, weil der Mensch durch Milchtrinken, Essen und Wachsen in gemäßigter Zeit aufgezogen wird, was bei den vorgenannten Kräutern nicht geschieht. Aber dennoch unterdrücken einige von ihnen die schädlichen und kranken Säfte in den Menschen als Heilmittel."

Im folgenden Abschnitt sind die besten Pflanzenhelfer dargestellt, und zwar jeweils zuerst nach dem Wortlaut Hildegards und anschließend im Hinblick auf die Anwendungen heute.

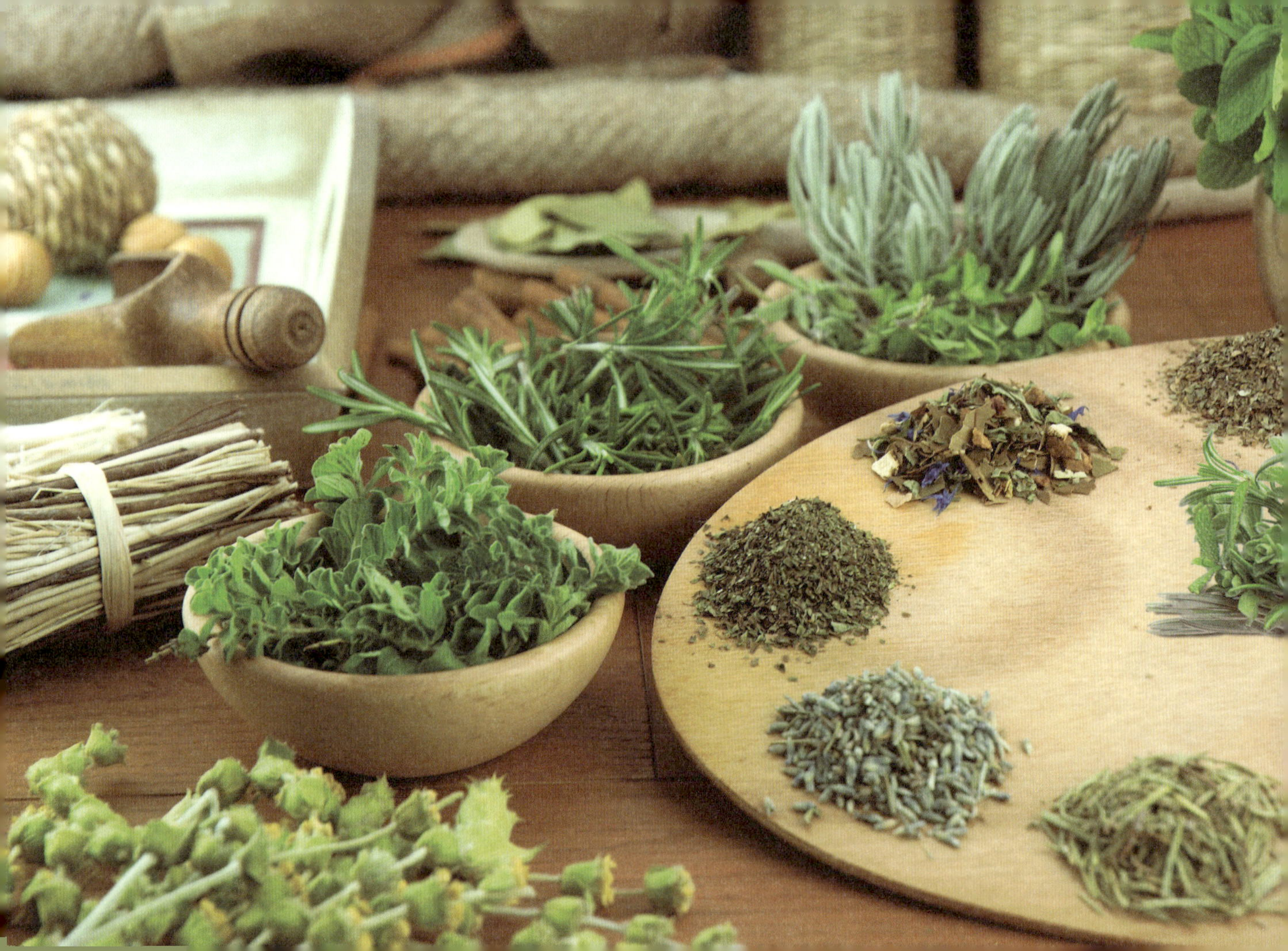

Die besten Pflanzenhelfer von A bis Z

Alant *(Inula helenium)*

Der Alant zählt zur Familie der Korbblütler und kann bis zu drei Meter Höhe erreichen, hat auffallend gelbe Blütenköpfe und große Blätter. Der Wurzelstock riecht aromtisch.

Hildegard: „Der Alant ist von warmer und trockener Natur .... Und das ganze Jahr über soll er sowohl dürr als auch grün in reinen Wein gelegt werden. Aber nachdem er sich in Wein zusammengezogen hat, schwinden die Kräfte in ihm, und dann soll er weggeworfen werden und ein neuer eingelegt werden. Wer in der Lunge Schmerzen hat, der trinke ihn täglich mäßig vor und nach dem Essen, und das Gift – das ist der Eiter – nimmt er aus seiner Lunge weg. Er unterdrückt auch die Migräne und reinigt die Augen. Wer keinen Wein hat, um ihn einzulegen, der mache mit Honig und Wasser eine reine Honigwürze und lege den Alant ein und trinke wie oben gesagt wurde ...“

Anwendungen heute: In Wein extrahiert, nimmt man Alant dreimal täglich vor und nach dem Essen, je 1 Esslöffel voll.

- **Wichtiger Hinweis:** Anwendung nur nach Vorschrift der Apotheke, da Alant – übermäßig genossen – giftig ist.

Familie: Asteraceae/Compositae (Korbblütler)

Weitere Namen: Helenenkraut, Gottesauge, Odinskopf, Schlangenwurz

Heimat: Südosteuropa und Westasien

Größe: bis 3 m hohe, ausdauernde Pflanze

Typische Kennzeichen: große, gelbe Blütenköpfchen

Helfer bei: Kopfschmerzen, Lungenschmerzen, Augentrübung, Asthma

Seite 182:
Kräuter, Kräutertees und Tinkturen sind Arzneimittel, die nur richtig dosiert verwendet werden dürfen.

Familie: Lamiaceae/Labiatae (Lippenblütler)	
Weitere Namen: Gewöhnlicher Andorn, Berghopfen, Mariennesselkraut	
Heimat: Europa, Asien und Nordafrika	
Größe: bis 50 cm hohe, ausdauernde Pflanze	
Typische Kennzeichen: vierkantiger, stark behaarter Stängel	
Helfer bei: Dumpfem Gehör, einfachem Husten, Eingeweidebrüchen	

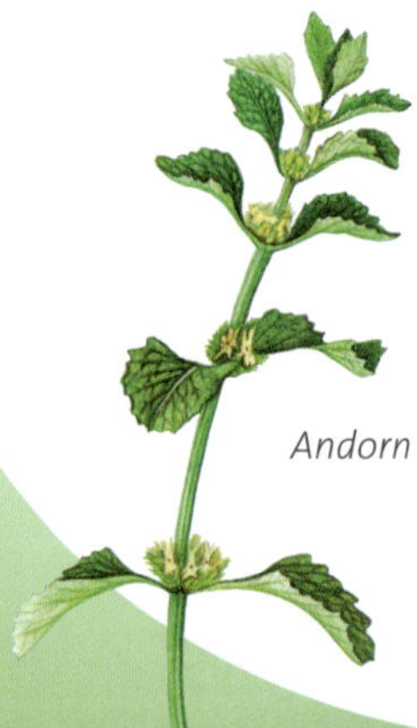

Andorn

Andorn *(Marrubium vulgare)*

Der Andorn zählt zur Familie der Lippenblütler. Er ist ein kniehohes, weiß blühendes Kraut mit bitterem Geschmack. Die Blätter sind filzig behaart, der Stängel oft holzig und sehr biegsam.

Hildegard: „Der Andorn ist warm, hat genug Saft und hilft gegen verschiedene Krankheiten. Wer taube Ohren hat, der koche Andorn in Wasser und nehme ihn aus dem Wasser und lasse seinen warmen Dunst in seine Ohren dringen. Er lege ihn so warm um die Ohren und den ganzen Kopf, und er wird ein besseres Gehör erlangen. Und wer in der Kehle krank ist, der koche Andorn in Wasser, und er seihe das gekochte Wasser durch ein Tuch – er füge zweimal so viel Wein bei, und er lasse es nochmals in einer Schüssel aufkochen unter Beigabe von genügend Fett. So trinke er es oft, und er wird in der Kehle geheilt werden ... und wer kranke und gebrochene Eingeweide hat, der koche Andorn in Wein unter Beigabe von genügend Honig. Und dieses Gekochte schütte er in einen Topf und trinke es oft abgekühlt, und die Eingeweide werden geheilt."

Anwendungen heute: Bei dumpfem Gehör wird das Frischkraut in Wasser gekocht und, etwas ausgepresst, mit einem Leinentuch zweimal täglich als Ohrenumschlag aufgelegt. Vor allem bei Bronchitis und einfachem Husten ist Andorn ein guter Helfer. Dabei empfiehlt sich ein Elixier aus Frischkraut, das in Wein gekocht dreimal täglich, jeweils 1 Likörglas voll, kühl getrunken wird. Das getrocknete Kraut – Bruchkraut –, mit Wein und Honig aufgekocht, wird wieder dreimal täglich bei Brüchen der Eingeweide kühl getrunken.

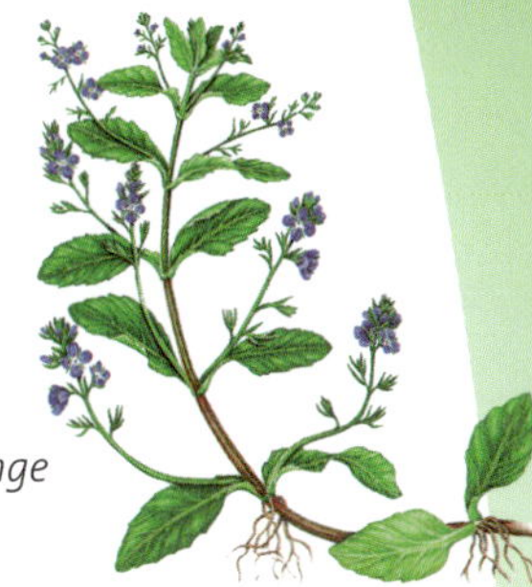

Bachbunge

Bachbunge *(Veronica beccabunga)*

Die Bachbunge, auch Ehrenpreis genannt, gehört zur Familie der Braunwurzgewächse. Die Blätter sind kurz gestielt, an der Spitze gerundet. Der Stängel ist knotig, die Blüten sind blau.

Hildegard: „Die Bachbunge ist von warmer Natur. Wer daraus ein Mus kocht unter Beigabe von Fett oder Öl und sie so isst, der erleichtert seinen Bauch durch Abführen wie mit einem Trank. Und auch gegessen unterdrückt die Bachbunge die Gicht."

Anwendungen heute: Das Frischkraut der Bachbunge bereitet man am besten wie Spinat, leicht in Butter gedünstet und individuell gewürzt. 1 Tasse pro Tag heiß gegessen ist in der Regel völlig ausreichend. Auch als Beilage zu anderen Speisen geeignet. Dreimal täglich 20 Tropfen der Tinktur können auch im Essen mitgekocht werden.

Familie: Scrophulariaceae (Braunwurzgewächse/Rachenblütler)

Weitere Namen: Bach-Ehrenpreis, Bachbohne, Wassersalat

Heimat: Europa, Asien und Afrika

Größe: bis 60 cm hohe Pflanze

Typische Kennzeichen: fleischige Blätter und zumeist blaue Blüten

Helfer bei: Hämorrhoiden, Gicht, Verstopfung

Familie: Lamiaceae/Labiatae (Lippenblütler)

Weitere Namen: Königskraut, Hirnkraut

Heimat: Indien

Größe: bis 50 cm hohe, einjährige Pflanze

Typische Kennzeichen: vierkantiger Stängel und weiße Blüten

Helfer bei: Drei- und Viertagefieber, Zungenlähmung

Seite 187: Das würzige Basilikum schmeckt nicht nur im Salat, sondern hat auch eine gesundheitsfördernde Wirkung.

Basilikum *(Ocimum basilicum)*

Basilikum gehört zur Familie der Lippenblütler. Es ist ein stark aromatisch duftendes Kraut von etwa 20 Zentimeter Höhe. Basilikum dient als Heilmittel und als Gewürz. Die jungen, kleinen grünen Blätter eignen sich besonders gut als Gewürz.

Hildegard: „Basilikum ist kalt. Aber ein Mensch, der an seiner Zunge die Lähmung hat, sodass er nicht sprechen kann, der lege Basilikum unter seine Zunge, und er wird die Sprache wiedererlangen. Aber auch wer starkes Fieber hat, entweder drei Tage – oder vier Tage Fieber –, der koche Basilikum in Wein und gebe Honig bei, und er seihe das, und er trinke das oft nüchtern und nach dem Essen des Abends, und das Fieber in ihm wird weichen."

Anwendungen heute: Als Honigwein hat Basilikum fiebersenkende Wirkung. Das Frischkraut wird in Weißwein aufgekocht, mit Honig angereichert, abgeschäumt und heiß in Flaschen aufgefüllt. Dreimal täglich vor dem Essen je 1 Likörglas voll und einmal vor dem Schlafengehen trinken.

Das Basilikum dient auch als Gewürz zu Fleisch- und Wurstwaren, als Grünkraut zu Salaten, als Tinktur für Umschläge und Pinselungen.

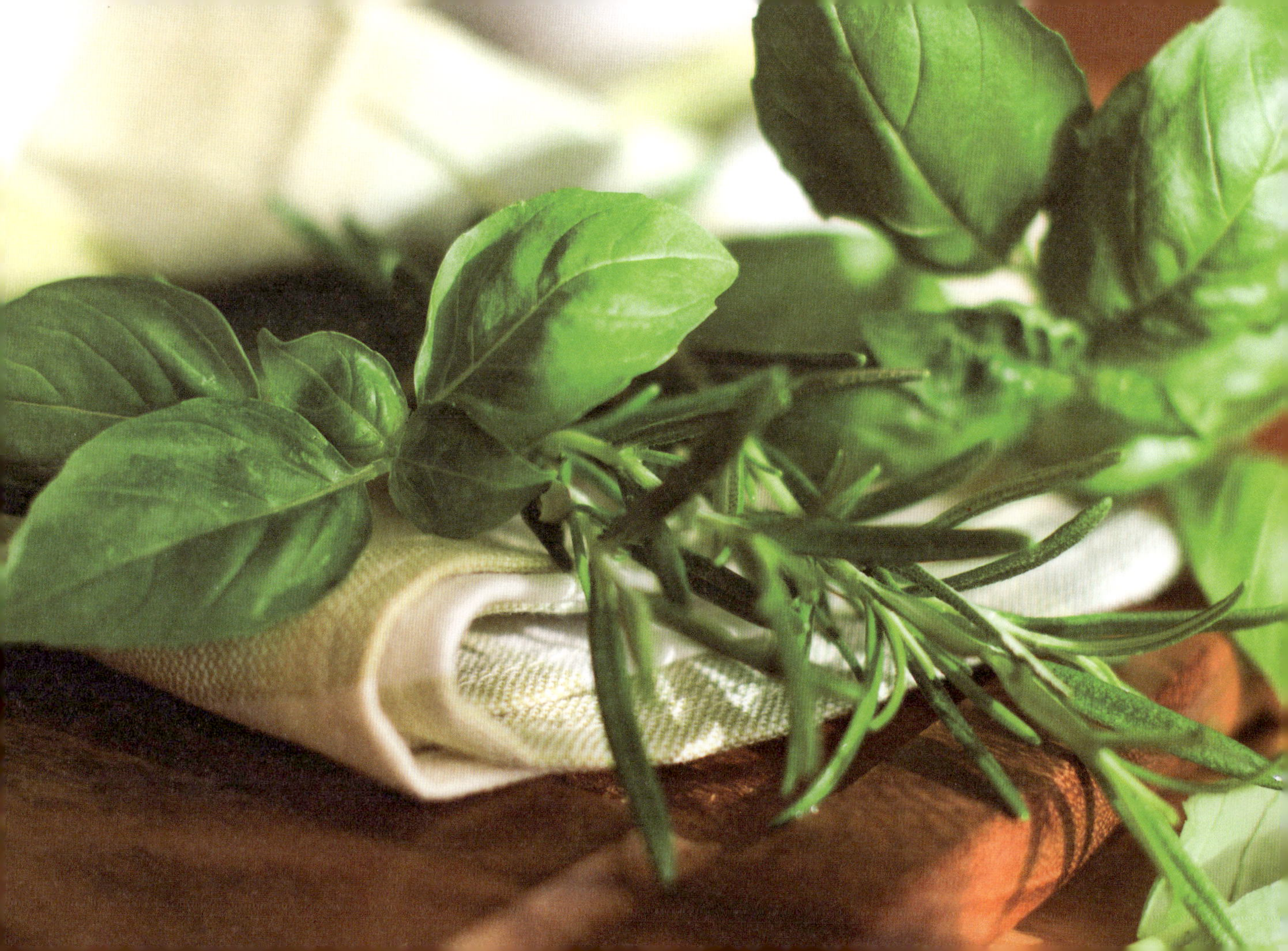

Beifuß *(Artemisia vulgaris)*

Familie: Asteraceae/Compositae (Korbblütler)

Weitere Namen: Gänsekraut

Heimat: Europa, Asien und Nordafrika

Größe: bis 1,5 m hohe, ausdauernde Pflanze

Typische Kennzeichen: Die Blätter haben eine wollig weiß behaarte Unterseite.

Helfer bei: Offenen Beinen (Ekzeme), Völlegefühl

Der Beifuß ähnelt in Aussehen, Inhaltstoffen und Wirkung dem Wermut. Er gehört zur Familie der Korbblütler. Die buschige, bis zu 1,50 Meter hohe Pflanze, besitzt einen rötlichen Stil und Blätter, die auf der Unterseite filzig grau oder weiß sind.

Hildegard: „Der Beifuß ist sehr warm, und sein Saft ist sehr nützlich, und wenn er gekocht in Mus gegessen wird, heilt er kranke Eingeweide und erwärmt den kranken Magen. Aber wenn jemand isst und trinkt und davon Schmerzen leidet, dann koche er mit Fleisch oder mit Fett oder in Mus oder in einer anderen Würze und Gemisch den Beifuß und esse ihn, und diese Fäulnis, die der Kranke sich durch frühere Speisen und Getränke zugezogen hat, nimmt er weg und vertreibt sie. Aber wenn ein Tropfen und üble Säfte bei beritzter Haut, ohne giftiges Geschwür, an einer Stelle des menschlichen Körpers herausfließen, dann nehme jener Mensch Beifuß und drücke ihn aus, und er gebe diesem Saft Honig bei, sodass der Saft des Beifuß mehr ist als der Honig, und so salbe er die Stelle, wo es schmerzt. Sogleich streiche er auch das Klare von Eiweiß darüber und binde ein Tuch darauf, und das tue er so lange, bis er geheilt wird."

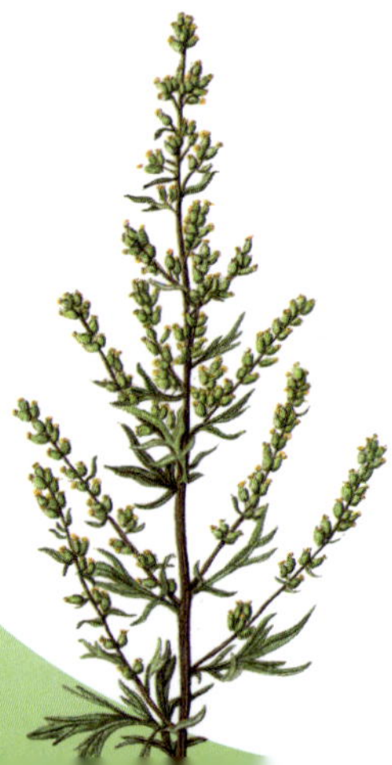

Beifuß

Anwendungen heute: Bei Ekzemen und Beingeschwüren wird der Beifuß auch heute noch als Heilmittel angewendet. Dabei wird das Frischkraut zu Saft gepresst, mit Honig und Eiweiß gemischt und mit einem Leinentuch auf die entsprechenden Stellen aufgelegt. Das getrocknete Kraut wirkt darüber hinaus verdauungsfördernd und baut Völlegefühl ab.

Bertram *(Anacyclus pyrethrum)*

Der vor allem im Mittelmeerraum weitverbreitete Bertram gehört zur Familie der Korbblütler. Er gleicht in Aussehen und Wuchs der Kamille, weist jedoch einen scharfen Geschmack auf. In der Heilkunde wird die Wurzel meistens als Pulver verwendet.

Hildegard: „Der Bertram ist von gemäßigter und etwas trockner Wärme. Diese rechte Mischung ist rein und erhält gute Frische. Für einen gesunden Menschen ist er gut zu essen, weil er die Fäulnis in ihm mildert und das gute Blut in ihm vermehrt und einen klaren Verstand im Menschen bereitet. Aber auch den Kranken bringt er wieder zu Kräften, und im Menschen schickt er nichts unverdaut heraus, sondern bereitet ihm eine gute Verdauung ... Aber auch häufig genossen vertreibt er die

Familie: Asteraceae/Compositae (Korbblütler)

Weitere Namen: Speichelwurz, Zahnwurzel

Heimat: Europa und Asien

Größe: bis 30 cm hohe, ausdauernde Pflanze

Typische Kennzeichen: große, weiße Blütenköpfe mit gelber Mitte

Helfer bei: Verdauungsbeschwerden, Brustfellentzündung, Erschöpfungszuständen

Brustfellentzündung im Menschen. Auf welche Weise er immer gegessen wird, trocken oder in einer Speise, ist er nützlich und gut, sowohl für den kranken als auch für den gesunden Menschen."

Anwendungen heute: Als Stärkungsmittel dienen vor allem die Bertramwurzeln, die – in Weißwein und Honig gekocht – morgens und abends als Elixier kalt getrunken werden. Bei einer Brustfellentzündung soll Bertram nur nach Konsultation des Arztes eingenommen werden.

Betonicakraut *(Stachys officinalis)*

Familie: Lamiaceae/Labiatae (Lippenblütler)

Weitere Namen: Heilziest, Echter Ziest, Betonie, Zahnkraut

Heimat: Europa und Asien

Größe: bis 70 cm hohe, ausdauernde Pflanze

Typische Kennzeichen: weich behaarter, vierkantiger Stängel

Helfer bei: Schlaflosigkeit, Albträumen, zu starkem Monatsfluss

Das Betonicakraut gehört zur Familie der Lippenblütler und hat einen viereckigen, rauen Stängel. Die Blätter sind länglich, weich und schwarzgrün. Typisch ist ein lieblicher Geruch.

Hildegard: „Und wer von falschen Träumen geplagt zu werden pflegt, der trage Betonicakraut bei sich, wenn er abends schlafen geht und wenn er schläft, und er wird weniger falsche Träume sehen und spüren. Eine Frau, die zur Unzeit an zu starkem Monatsfluss leidet, unregelmäßig, lege Betonicakraut in Wein, damit er davon den Geschmack annimmt, und sie trinke von diesem Kraut oft, und sie wird geheilt werden ..."

Anwendungen heute: Das Betonicakraut war im Mittelalter eines der bekanntesten und beliebtesten Allheilmittel. Heute findet es seine Anwendung in erster Linie als Schlafkissen bei Schlaflosigkeit und Albträumen. Dabei wird das Kraut getrocknet, geschnitten und in ein kleines Leinensäckchen eingenäht. Dieses Leinensäckchen sollte man sich nachts auf die Brust legen – und die Albträume verschwinden!

Bohnenkraut *(Satureja hortensis)*

Das Bohnenkraut wächst als niedriger Strauch mit grau-rötlichen Zweigen und Blättern auf kurzen Stielen. Die Blüten sind leicht violett.

Hildegard: „Das Bohnenkraut ist mehr warm als kalt. Aber ein Mensch, der von Gicht geplagt wird, sodass seine Glieder ständig bewegt werden, der pulverisiere Bohnenkraut, und diesem Pulver gebe er weniger Kümmelpulver bei als Salbeipulver, und so mische er diese Pulver gleichzeitig in Honigwürze, und er trinke dies oft nach dem Essen, und es wird ihm besser gehen.

Das Pfefferkraut ist warm und feucht, und diese Feuchtigkeit hat eine richtige Mischung in sich, und das (Pfefferkraut) ist für Gesunde und Kranke gut und nützlich zu essen.

Bohnenkraut

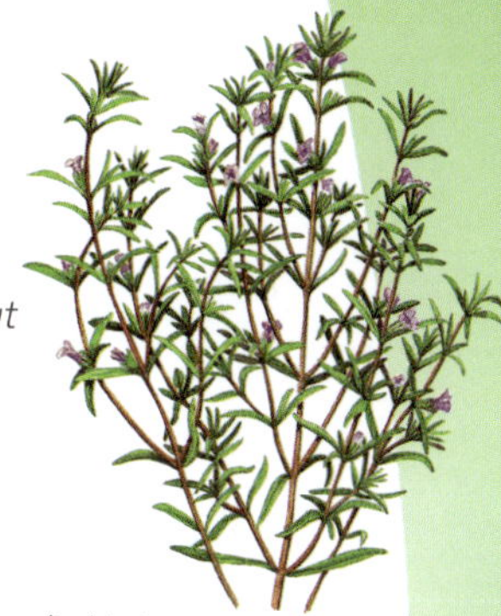

Familie: Lamiaceae/Labiatae (Lippenblütler)

Weitere Namen: Gartenbohnenkraut, Knölle, Fleischkraut

Heimat: Mittelmeergebiet

Größe: bis 40 cm hohe, einjährige Pflanze

Typische Kennzeichen: krautige, stark aromatisch duftende Pflanze

Helfer bei: Magenerkrankung (saures Aufstoßen), Herzschwäche, Gicht

Und das, was sauer, das heißt bitter in ihm ist, greift den Menschen innerlich nicht an, sondern heilt ihn. Und ein Mensch, der ein schwaches Herz und einen kranken Magen hat, esse es roh, und es stärkt ihn.

Aber auch wer einen traurigen Sinn hat, den macht es froh, wenn er es isst. Und auch gegessen heilt es die Augen des Menschen und macht sie klar."

Anwendungen heute: Während Hildegard dem Bohnenkraut vor allem die Heilung der Gicht zuordnete, sieht sie im verwandten Pfefferkraut vor allem ein Heilmittel gegen schwaches Herz und kranken Magen. Dabei wird das getrocknete Kraut als Gewürz mit dem Essen mitgekocht und beugt so saurem Aufstoßen vor. Bei Herzschwäche und krankem Magen wird das Frischkraut roh fein gehackt, und man nimmt davon etwa 2 bis 3 Esslöffel pro Tag.

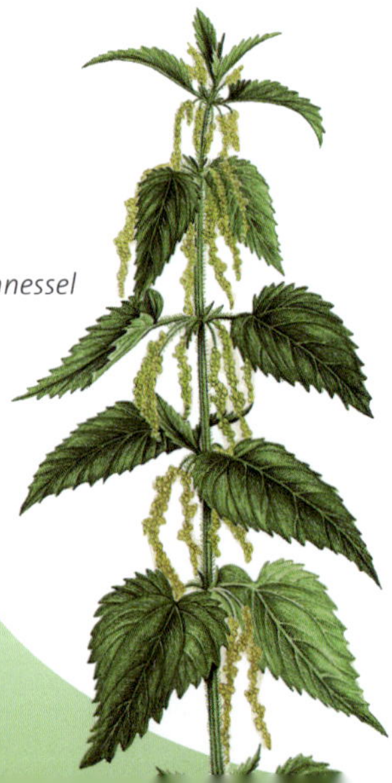

Brennnessel

Brennnessel *(Urtica dioica)*

Die Brennnessel zählt zur Familie der Nesselgewächse und kommt in zwei Arten vor, der Kleinen Brennnessel und der Großen Brennnessel, wobei die Große Brennnessel oft einen Meter und größer wird.

Hildegard: „Die Brennnessel ist in ihrer Art sehr warm. In keiner Weise nützt es, dass sie roh gegessen wird, wegen ihrer Rauheit. Aber wenn sie frisch aus der Erde sprießt, ist sie gekocht nützlich für die Speisen des Menschen, weil sie den Magen reinigt und den Schleim aus ihm wegnimmt. Und dies macht jede Art der Brennnessel. Wenn von schädlichen und üblen Säften, die im Menschen giftig sind, Würmer in irgendeinem Menschen wachsen, dann nehme jener (Kranke) Saft der brennenden Nessel und Wollblumensaft in gleichem Gewicht, Blätter des Nussbaums oder Rinde dieses Baumes so viel wie die obigen zwei und etwas Essig, und er füge viel Honig hinzu, und er lasse es in einem neuen Topf sieden, und er nehme oben den Schaum weg, und nachdem es aufgewallt ist, nehme er es vom Feuer, und während 15 Tagen trinke er das mäßig nüchtern, aber nach dem Essen hinreichend, und die Würmer in ihm werden sterben.

Und ein Mensch, der gegen seinen Willen vergesslich ist, zerstoße die brennende Nessel zu Saft und füge etwas Olivenöl hinzu, und wenn er schlafen geht, salbe er damit seine Brust und die Schläfen, und dies tue er oft, und die Vergesslichkeit in ihm wird vermindert werden ..."

Familie: Urticaceae (Brennnesselgewächse)

Weitere Namen: Hanfnessel, Scharfnessel

Heimat: nahezu weltweit verbreitet

Größe: bis 1,5 m hohe, ausdauernde Pflanze

Typische Kennzeichen: Die Pflanze besitzt zahlreiche feinste Brennhaare.

Helfer bei: Stoffwechselstörungen, Vergesslichkeit (Gedächtnisschwund)

Anwendungen heute: Bei Stoffwechselstörungen eignet sich vor allem ein Teeaufguss. Dabei wird eine Mischung aus Brennnessel, Wollblutsaft, Nussbaumblättern und Weinessig aufgekocht, gut abgeschäumt und durchgeseiht. Von diesem heißen Tee, der täglich neu aufbereitet werden sollte, trinkt man 14 Tage und zweimal täglich 1 Tasse (diese Teemischung ist auch in der Apotheke erhältlich) – bei Vergesslichkeit wird das Frischkraut der Brennnessel mit Olivenöl aufbereitet. Vor dem Schlafengehen werden damit Brustbein und Schläfen eingerieben.

Dinkel *(Triticum spelta L.)*

Familie: Poaceae (Süßgräser)

Weitere Namen: Spelz, Spelt, Fesen, Vesen, Schwabenkorn

Heimat: bereits vor 15 000 Jahren in Südostasien in Kultur

Größe: bis 1,2 m hohes, einjähriges Gras

Typische Kennzeichen: Bildet keine Grannen.

Helfer bei: Störungen des Magen-Darm-Traktes, Knochenleiden

Der Dinkel ist die Urform aller Getreidearten. Er unterscheidet sich vom üblichen Weizen dadurch, dass die Spelzen mit dem Korn fest verbunden sind.

Hildegard: „Der Dinkel ist das beste Getreide, und er ist warm und fett und kräftig, und er ist milder als andere Getreidearten, und er bereitet dem, der ihn isst, rechtes Fleisch und rechtes

Dinkel – die Urform des Getreides – ist bei vielen Beschwerden hilfreich und auch für Allergiker verträglich.

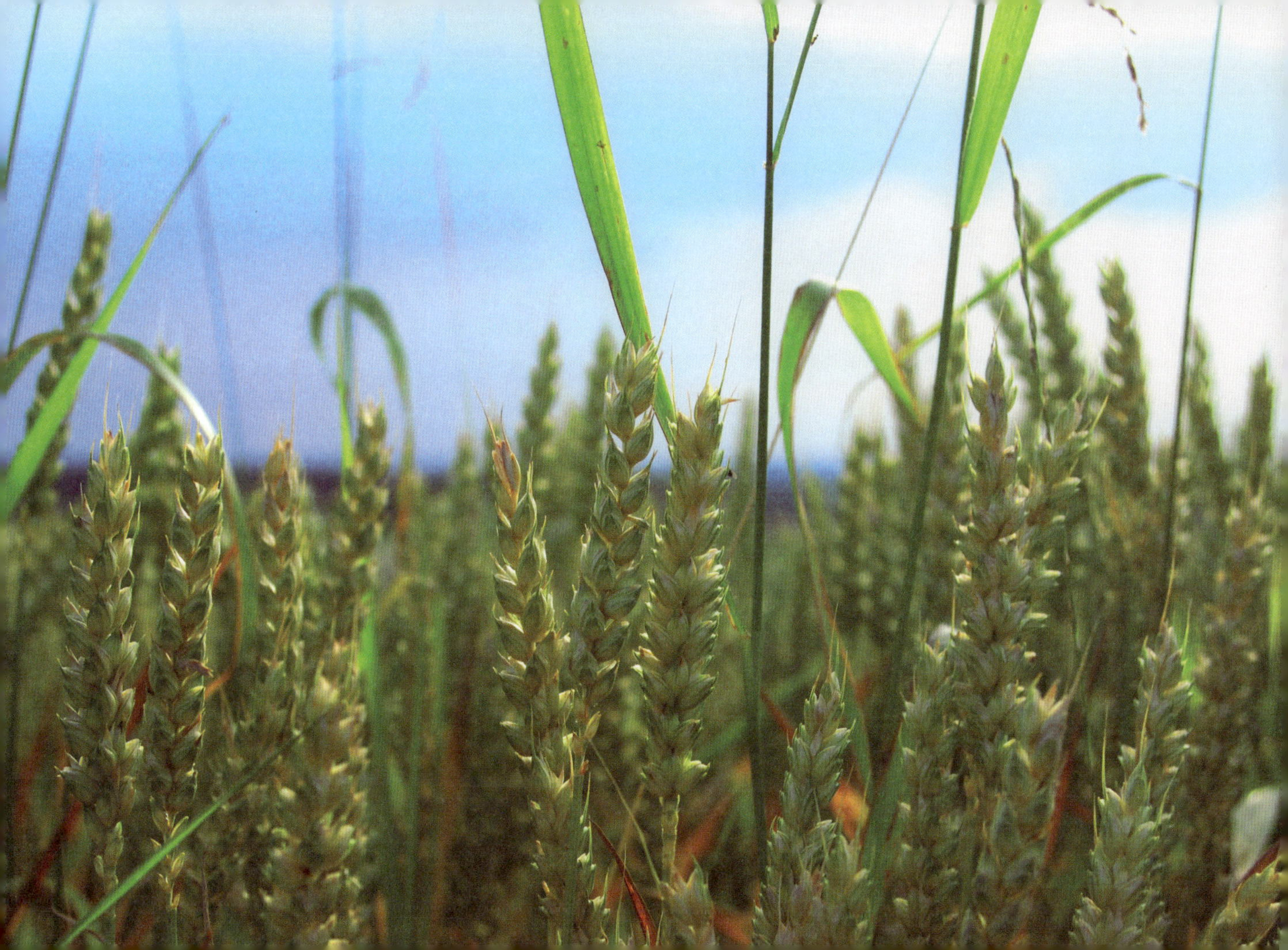

Blut, und er macht frohen Sinn und Freude im Gemüt des Menschen. Und wie auch immer (die Menschen) ihn essen, sei es im Brot, sei es in anderen Speisen, er ist gut und mild. Und wenn einer so krank ist, dass er vor Krankheit nicht essen kann, dann nimm die ganzen Körner des Dinkels und koche sie in Wasser unter Beigabe von Fett oder Eidotter, sodass man ihn wegen des besseren Geschmacks gern essen kann."

Anwendungen heute: Dinkelgetreide, die Urform des Weizens, war jahrhundertelang ein verbreitetes Volksnahrungsmittel. Obwohl dieses Urkorn heute nur noch begrenzt angebaut wird, enthält der Dinkel nach wie vor alle Bestandteile, die zu Aufbau und Erhaltung eines gesunden Organismus erforderlich sind. Die Naturmedizin verwendet ihn heute praktisch in allen Darreichungsformen, vom Schrot bis hin zum fertigen Brot. Zur Suppe gekocht, leistet geröstetes Dinkelmehl zum Beispiel gute Dienste bei Durchfall (2 bis 3 Tassen pro Tag). – Bei Knochenleiden werden Dinkelkörner wie Reis gekocht und beliebig gewürzt (morgens und abends je 1 Tasse). In dieser Form ist Dinkel auch ein bewährtes Mittel gegen Verstopfung.

Dost *(Origanum vulgare)*

Der Dost oder Wilde Majoran gehört zur Familie der Lippenblütler. Er gedeiht auf sonnigen, trockenen Böden. Jeder Zweig schließt mit einer fächerartigen Rispe violetter Blüten ab.

Hildegard: „Und wer die rote Lepra hat (gemeint sind Hautkrankheiten wie die Schuppenflechte), ob sie nun frisch ist oder schon lange besteht, der nehme den Saft von Dost und etwas weniger Andornsaft. Und er füge auch Bilsenkrautöl hinzu, davon mehr als die vorigen zwei, und so auch etwas Wein, und dies mische er gleichzeitig, und im Schwitzbad, wenn er gerade hinausgehen will, soll er sich mit dieser Würze aus den Flüssigkeiten salben. Und nachdem er aus dem Bad hinausgegangen ist, bringt es ihn sehr zum Schwitzen, und daher soll er alsbald mit Bockstalg, der in einer Schüssel am Feuer zerlassen wurde, oft darüber salben und sich ins Bett legen, bis er trocken geworden ist. Und nachdem er getrocknet ist, nehme er ebenfalls Dost und zerstoße ihn. Er füge Weizenkleie hinzu und mische diese in einer warmen Schüssel. Nach dem Trocknen der Salbung lege er es warm auf die Geschwüre der Lepra (Haut), und darüber binde er einen Verband, und so halte er ihn (bis) nach einer Stunde, während dieser von ihm warm wird."

Familie: Lamiaceae/Labiatae (Lippenblütler)

Weitere Namen: Wilder Majoran, Wohlgemut

Heimat: Europa und Vorderasien

Größe: bis 80 cm hohe, ausdauernde Pflanze

Typische Kennzeichen: rötlich überlaufene Stängel und behaarte Blätter

Helfer bei: Schuppenflechte und hormonell bedingten Hautreizungen

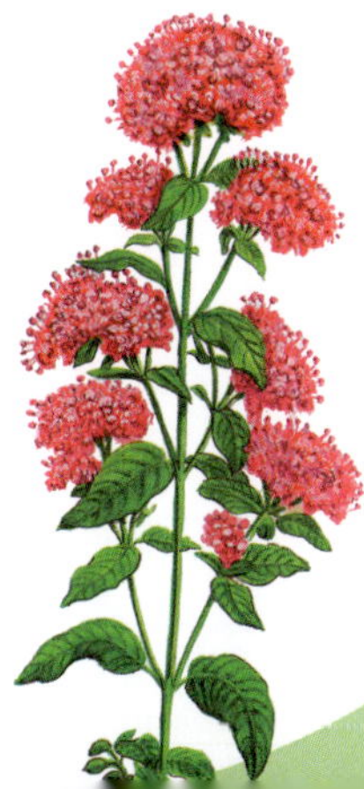

Dost

Anwendungen heute: Die Naturheilkunde empfiehlt den Dost vorwiegend zur äußerlichen Anwendung, in Form von Bädern, Einreibungen und Packungen gegen Hauterkrankungen. Der frische Saft von Dost, Andorn und Bilsenkraut, zusammen gemischt mit Wein, zum Einreiben nach einem heißen Bad, ist rezeptpflichtig. Dieser Saft kann nur über die Apotheke bezogen werden, und die Einreibung sollte ausschließlich durch einen Arzt erfolgen.

Eibisch *(Althaea officinalis)*

Familie: Malvaceae (Malvengewächse)

Weitere Namen: Schleimwurzel, Heilwurz

Heimat: Europa, Asien, Nordafrika

Größe: bis 1,5 m hohe, ausdauernde Pflanze

Typische Kennzeichen: Die dreilappigen Blätter haben eine herzförmige Basis.

Helfer bei: Fieber und Reizhusten

Der Eibisch zählt zur Familie der Malvengewächse und wird etwa hüfthoch. Die Blüten sind weiß-violett, die ganze Pflanze ist samtartig behaart, die Wurzeln werden bis zu 50 Zentimeter lang.

Hildegard: „Der Eibisch ist warm und trocken und gut gegen Fieber. Ein Mensch, der Fieber hat, zerstoße Eibisch in Essig, und er trinke das morgens nüchtern und abends, und das Fieber, welcher Natur es auch sei, wird weichen. Aber auch wer Kopfweh hat, nehme Eibisch und füge etwas weniger Salbei bei. Dies zerstoße er gleichzeitig, und dem mische er etwas Baumöl hinzu. Dann wärme er es neben dem Feuer in seiner

Hand, und so lege er es nur auf seine Stirn und binde ein Tuch herum, und so schlafe er ein, und es wird ihm besser gehen."

Anwendungen heute: Vermengt man das Frischkraut des Eibisch mit Salbei und Essig zu einem Pflanzenbrei, erhält man nicht nur eine ausgezeichnete Salatwürze, sondern auch ein Mittel, das Husten löst und das Fieber senkt. Als Pflanzenbrei mit Olivenöl angereichert und in einem Leinensäckchen auf die Stirn gelegt, ist diese Mischung auch ein vorzügliches Kopfschmerzmittel.

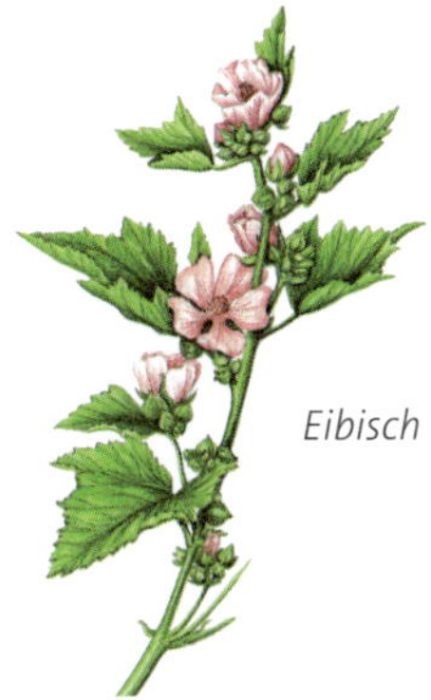

Eibisch

Fenchel *(Foeniculum vulgare var. dulce)*

Der Fenchel aus der Familie der Doldenblütler hat kräftige, gerillte Stängel, die zierliches, fein gefiedertes Laub tragen. Mit seinen gelben Blütendolden, die im Sommer erscheinen, kann er eine Höhe von 80 bis 200 Zentimeter erreichen. Aus ihnen reifen die nach Anis schmeckenden Samen heran. Ihre hohe Wirksamkeit verdanken sie dem hohen Gehalt an ätherischen Ölen.

Hildegard: „Wie auch immer der Fenchel gegessen wird, macht er den Menschen fröhlich und vermittelt ihm angenehme Wärme und guten Schweiß, und er verursacht gute Verdau-

Familie: Apiaceae/Umbelliferaceae (Doldenblütler)

Weitere Namen: Süßfenchel, Arzneifenchel

Heimat: Mittelmeerraum und Westasien

Größe: bis 1,5 m hohe Pflanze

Typische Kennzeichen: sehr aromatisch riechendes Kraut

Helfer bei: Bindehautentzündung, Melancholie, Mundgeruch, Magen- und Darmkoliken

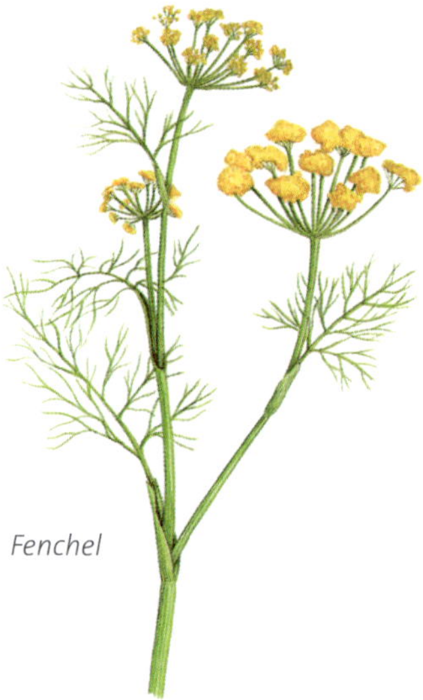

Fenchel

ung. Auch sein Same ist von warmer Natur und nützlich für die Gesundheit des Menschen, wenn er anderen Kräutern beigegeben wird in Heilmitteln. Denn wer Fenchel oder seinen Samen täglich nüchtern isst, der vermindert den üblen Schleim oder die Fäulnisse in ihm, und er unterdrückt den üblen Geruch seines Atems. Er bringt seine Augen zu klarem Sehen, von guter Wärme und von guten Kräften.

Wenn aber jemand graue Augen hat und mit ihnen auf irgendeine Weise neblig sieht, und es schmerzt, und wenn jener Schmerz noch neu ist, dann zerreibe er Fenchel oder seinen Samen, und so nehme er seinen Saft und den Tau, den er auf dem rechten Gras findet, und etwas Feinmehl. Dies mische er zu einem Törtchen, und nachts lege er es um seine Augen und binde ein Tuch (darüber), und es wird ihm besser gehen."

Anwendungen heute: Der Fenchel war zu allen Zeiten als Kulturpflanze geschätzt. Entsprechend breit ist auch das Spektrum der ihm zugesprochenen Eigenschaften.

Speziell bei Bindehautentzündung wirkt er heilend, wenn man den frischen Saft des Fenchels mit einem kleinen Wattebausch auf die Augenlider legt. Ebenso lässt sich mit diesem Frischsaft die Bauchgegend einreiben, so manchem Kranken hat er durch seine belebende Wirkung auch die Niedergeschlagenheit (Melancholie/Depression) vertrieben.

Kaut man die Körner des frischen Fenchels, vertreibt er Mundgeruch und gilt gleichzeitig als Vorbeugung gegen Grippe. Tee aus der Frucht des Fenchels, gekocht und 2 bis 3 Tassen täglich getrunken, lindert Magen- und Darmbeschwerden.

Fenchel ist ein Kraut, das bei vielen Beschwerden hilft. Seine belebende Wirkung soll sogar Depressionen lindern.

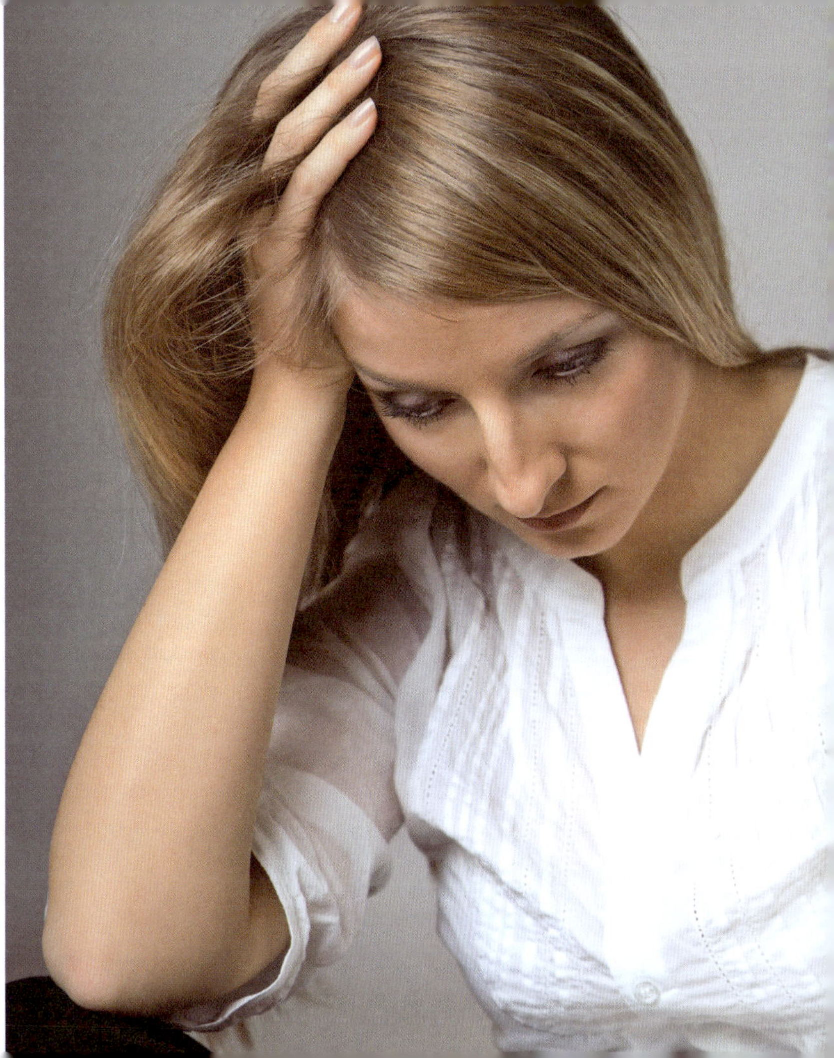

Familie: Rosaceae (Rosengewächse)

Weitere Namen: Blutwurz, Tormentill, Ruhrwurz, Wald-Fingerkraut, Rotwurzel, Aufrechtes Fingerkraut

Heimat: Europa und Asien

Größe: bis 10 cm hohe, ausdauernde Pflanze

Typische Kennzeichen: innen rot gefärbte Wurzel

Helfer bei: Schleimhautentzündung, Durchfall

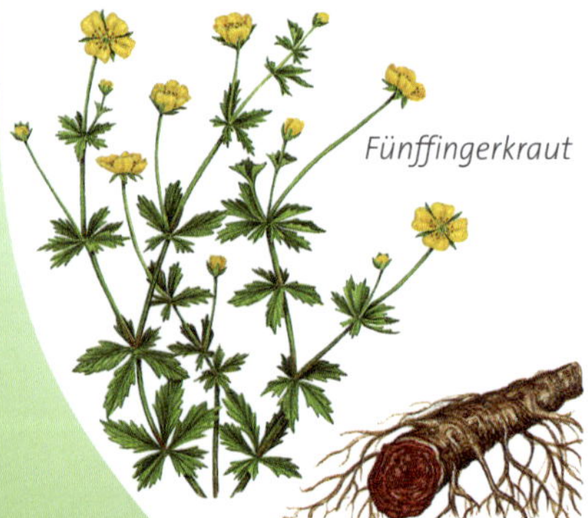

Fünffingerkraut

Fünffingerkraut *(Potentilla erecta)*

Das Fünffingerkraut ist durch die Fünfteilung seiner gezackten Blätter und die am Stängelende stehenden, glockenartigen Blüten am besten zu erkennen.

Hildegard: „Das Fünffingerkraut ist sehr warm, und sein Saft hat mäßige Feuchtigkeit. Es ist gut gegen Fieber. Nimm daher Fünffingerkraut und zerstoße es stark. Dem mische Semmelmehl mit Wasser bei, wie wenn du ein Törtchen machen wolltest, und dann mache mit etwas Baumöl, oder wenn du das nicht hast, mit etwas Mohnöl, einen Teig, netze ihn, damit er weich wird, und dann bestreiche damit ein Tuch aus Hanf. Nachdem du jenes Tuch erwärmt hast, umbinde damit den ganzen Bauch des Menschen, der starkes Fieber hat. Und wenn ein halber Tag oder eine halbe Nacht verstrichen sind, nimm das Tuch weg und wärme es abermals am Feuer und lege es auf den Bauch jenes (Kranken). Dies tue oft, und das Fieber wird weichen und ihm Erleichterung im Darm schaffen."

Anwendungen heute: Am wirksamsten ist Fünffingerkraut, wenn es – frisch oder getrocknet – als Tee zubereitet wird: ½ Teelöffel auf ¼ Liter Wasser. Gut durchgekocht sollte man jeweils 2 Tassen täglich trinken – bei Durchfall ohne Zucker.

Gundelrebe *(Glechoma hederacea)*

Die Gundelrebe gehört zur Familie der Lippenblütler. Sie ist an den Stängelsprossen erkennbar, die mit nierenförmigen Blätter besetzt sind. Die Blüten sind violett.

Hildegard: „Die Gundelrebe ist mehr warm als kalt. Sie ist trocken und hat gewisse Kräfte der Farbstoffe, weil ihr Grün nützlich ist, sodass ein Mensch, der matt ist und dem die Vernunft entschwindet, mit erwärmtem Wasser baden und die Gundelrebe in Mus oder in Suppen kochen soll. Er esse sie entweder mit Fleisch oder mit ‚Kucheln', und sie wird ihm helfen. Wer in der Brust und um die Brust Schmerzen hat, wie wenn er innerlich Geschwüre hätte, der lege die im Bad gekochte und warme Gundelrebe um seine Brust, und es wird ihm besser gehen."

Anwendungen heute: In der Kloster- und Volksmedizin wird die Gundelrebe schon lange vor allem zur Behandlung schlecht heilender Wunden verwendet. Zu diesem Zweck wird das frische Kraut gekocht, leicht ausgepresst und mit einem Leinensäckchen auf die Wunde aufgelegt. Bei Müdigkeit und Erschöpfung empfiehlt sich das Kraut in erster Linie als Suppe (2 bis 3 Tassen täglich), wobei das frische Kraut in Butter angedünstet und mit etwas Mehl bestäubt wird.

Familie: Lamiaceae/Labiatae (Lippenblütler)

Weitere Namen: Gundermann, Erdefeu

Heimat: Europa und Westasien

Größe: bis 15 cm hohe, ausdauernde Pflanze

Typische Kennzeichen: Die Blätter riechen beim Zerreiben etwas unangenehm.

Helfer bei: Wundheilung, Brustschmerzen, Müdigkeit, Erschöpfung

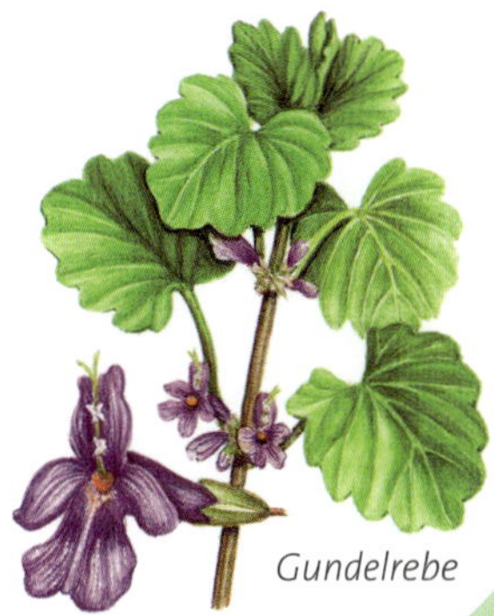

Gundelrebe

Familie: Zingiberaceae (Ingwergewächse)

Weitere Namen: Immerwurzel, Imber

Heimat: Asien

Größe: bis 60 cm hohe, ausdauernde Pflanze

Typische Kennzeichen: gelbgrüne Blüten mit einer purpurfarbenen Lippe

Helfer bei: Hautflechten, Verstopfung, Koliken, geschwürigen und trüben Augen

Seite 205:
Ingwer ist in Verbindung mit Kräutern gut gegen Beschwerden der Verdauungsorgane.

Ingwer *(Zingiber officinale)*

Vom Ingwer wird vor allem die Knolle verwendet. Aus seinem knolligen Wurzelstock wachsen kurze, gepresste Glieder. Daraus treiben bis hüfthohe Krautstängel.

Hildegard: „Wer geschwürige und trübe Augen hat, der pulverisiere Ingwer und binde dieses Pulver in ein Tuch und lege es in Wein, damit der Wein davon dunkel, das heißt ‚zanger' wird, und nachts, wenn er schlafen geht, streiche er um die Augenlider und Augen von diesem Wein. Aber auch wer unter Verstopfung im Magen und im Bauch leidet, der pulverisiere Ingwer und mische dieses Pulver mit ein wenig Saft von Ochsenzunge. Und aus diesem Pulver und Bohnenmehl mache er Törtchen, und er backe sie in einem Ofen, dessen Feuerhitze etwas nachgelassen hat. Und so esse er diese Törtchen oft nach dem Essen und nüchtern, und es mindert den Unrat des Magens und stärkt den Menschen ...

Wen eine Kolik plagt, der nehme ein wenig Ingwer, viel Zimt und pulverisiere das. Dann nehme er weniger Salbei als Ingwer und mehr Fenchel als Salbei und mehr Rainfarn als Salbei. Und dies zerstoße er in einem Mörser zu Saft und seihe es durch ein Tuch. Dann koche er Honig mäßig in Wein und füge dem

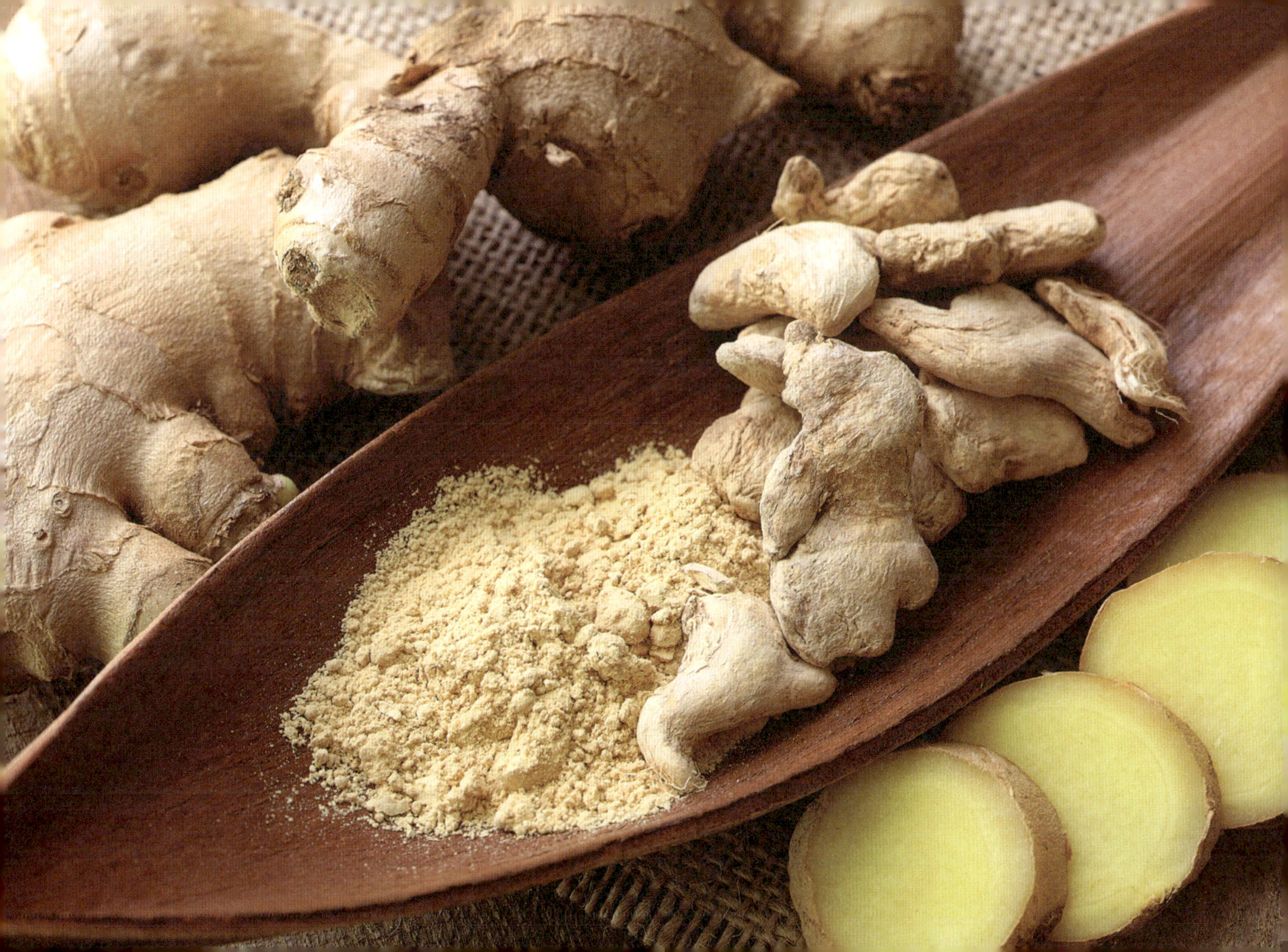

ein wenig weißen Pfeffer bei, oder wenn er den nicht hat, ein wenig Pfefferkraut. Und das vorgenannte Pulver und den vorgenannten Saft schütte er hinein. Dann nehme er Wasserlinsen und zweimal so viel Tormentill und Senf, der auf dem Feld wächst, so viel wie Tormentill, aber weniger als Wasserlinsen, und dies zerstoße er in einem Mörser zu Saft und bringe es in ein Säckchen. Dann gieße er den vorgenannten gesüßten und gepulverten Wein darüber. Daraus mache er einen klaren Trank. Wer unter dem vorgenannten Schmerz leidet, trinke von diesem Trank nüchtern, so viel er mit einem Schluck trinken kann, und gleicherweise abends, wenn er sich ins Bett legt. Dies tue er, bis er geheilt ist."

Anwendungen heute: Anhänger der Hildegard-Medizin nutzen die Pflanze heute speziell bei Augenleiden. Dabei wird die Wurzel in Wein eingelegt. Man lässt sie einige Stunden ziehen und reibt mit dem Extrakt vor dem Schlafengehen die Lider ein. Ingwerpulver (aus der Apotheke) wird häufig zum Bestäuben von Flechten und anderen Hautausschlägen angewendet (zwei- bis dreimal täglich). Bei Übelkeit und Reisekrankheit soll man 1 Scheibe frischen Ingwer kauen oder kandierten Ingwer essen. Ingwer stärkt die Abwehrkräfte und ist daher ein gutes Erkältungsmittel.

Knoblauch *(Allium sativum)*

Knoblauch gehört zur Familie der Liliengewächse und ähnelt der Gartenzwiebel. Er fällt besonders durch seinen charakteristischen Geruch auf. Die Teilzwiebeln sind von einer trockenen, hellgrauen Hülle umgeben.

Hildegard: „Für Gesunde und Kranke ist Knoblauch heilsamer zu essen als der Lauch. Und er muss roh gegessen werden, denn wer ihn kochen würde, machte daraus sozusagen verdorbenen Wein. Knoblauch schadet auch nicht den Augen. Wegen seiner Wärme wird das Blut um die Augen des Menschen sehr erregt, aber nachher werden sie rein. Aber er soll mäßig gegessen werden, damit das Blut im Menschen nicht übermäßig erwärmt werde.

Wenn aber der Knoblauch alt ist, dann vergeht sein gesunder und guter Saft, aber wenn er dann durch andere Speisen gemäßigt wird, erlangt er seine Kräfte wieder."

Anwendungen heute: Die Hildegard-Medizin kennt den Knoblauch heute – gekocht oder roh – jeweils als entsprechende Speisewürze (ebenso Waldlauch und Lauch). Das regelmäßige Essen von Knoblauchzehen soll den Blutdruck senken, da er die Gefäße erweitert.

Familie: Alliaceae (Lauchgewächse)

Weitere Namen: Gruserich, Knofel

Heimat: Zentralasien

Größe: bis 1 m hohe, ausdauernde Pflanze

Typische Kennzeichen: röhrenförmig verwachsene Blätter

Helfer bei: Bronchitis, Magen- und Darm- sowie Augenleiden

Familie: Scrophulariaceae (Braunwurzgewächse/Rachenblütler)

Weitere Namen: Gewöhnliche Königskerze, Wollblume

Heimat: Europa, Asien, Afrika

Größe: bis 2 m hohe, zweijährige Pflanze

Typische Kennzeichen: gekerbte Blätter und gelbe Blüten mit einem Durchmesser von etwa 4 cm

Helfer bei: Herzschwäche, Heiserkeit

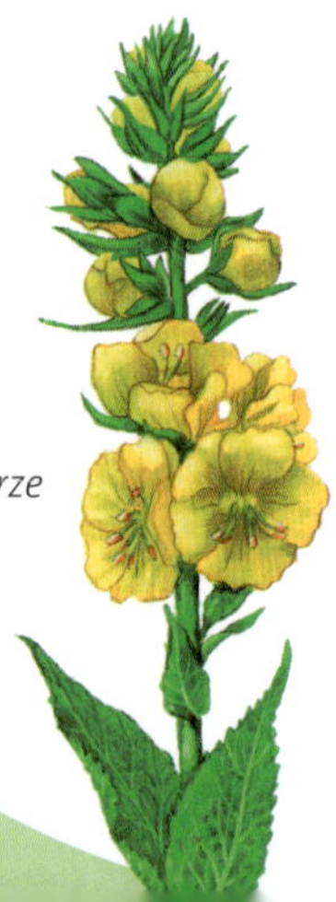

Königskerze

Königskerze *(Verbascum densiflorum)*

Die Königskerze oder Wollblume gehört zur Familie der Rachenblütler. Besondere Kennzeichen sind der hohe Stängel mit länglichen Blättern sowie auffallend große und gelbe Blüten.

Hildegard: „Die Königskerze ist warm und trocken und etwas kalt, und wer ein schwaches und trauriges Herz hat, der koche Königskerze mit Fleisch oder mit Fischen oder mit ‚Kuchen' ohne andere Kräuter, und er esse das oft, und es stärkt sein Herz und macht es fröhlich. Aber auch wer in der Stimme und in der Kehle heiser ist und in der Brust Schmerzen hat, der koche Königskerze und Fenchel in gleichem Gewicht mit gutem Wein, und er seihe das durch ein Tuch und trinke es oft. Durch diesen Trank wird er die Stimme wiedererlangen, und seine Brust wird geheilt."

Anwendungen heute: Die getrockneten Kronblätter der Königskerze dienen heute vor allem in Teemischungen als schleimlösendes Mittel bei Heiserkeit. Die Hildegard-Medizin kennt jedoch einen speziellen Trank. Dabei werden die Blätter und Blüten der Königskerze zu gleichen Teilen mit Fenchel in Weißwein aufgekocht, mit 1 Esslöffel Honig angereichert, abgeschäumt, dann abgeseiht und heiß getrunken. Gegen Herzschwäche führen manche Apotheken die Königskerze auch als Pulver.

Kümmel *(Carum carvi)*

Der Kümmel ist ein Doldengewächs und kann kniehoch werden. Die meist weiß blühende Pflanze erkennt man auch am typischen Duft der frisch zerriebenen Früchte.

Hildegard: „Wer gekochten oder gebratenen Käse essen will, streue Kümmel darauf, damit er nicht davon Schmerzen leidet, und so esse er. Wer jedoch unter Übelkeit leidet, der nehme Kümmel und zu dessen dritten Teil Pfeffer und zu einem vierten Teil des Kümmels Bibernell, und dies pulverisiere er und nehme reines Semmelmehl. Er schütte dieses Pulver in das Mehl, und so mache er mit Eidotter und mäßig Wasser Törtchen, entweder im warmen Ofen oder unter der warmen Asche, und er esse diese Törtchen. Aber er esse auch das vorgenannte Pulver aufs Brot gestreut, und es unterdrückt in den Eingeweiden die warmen und kalten Säfte, die dem Menschen die Übelkeit verursachen."

Anwendungen heute: Wiesenkümmel und Kümmelöl haben bis heute neben ihrer Verwendung als Gewürz auch ihre Bedeutung als Heilmittel gegen Magen- und Darmbeschwerden nicht verloren. Bei Blähungen wird das Pulver aus den frisch gemahlenen Körnern den Speisen beigefügt. Eine Mischung aus

Familie: Apiaceae/Umbelliferaceae (Doldenblütler)

Weitere Namen: Kümmich, Karbei

Heimat: Europa, Asien, Nordafrika

Größe: bis 60 cm hohe, zweijährige Pflanze

Typische Kennzeichen: gerillter, kantiger Stängel und sehr fein gefiederte Blätter

Helfer bei: Blähungen, Magen-Darm-Beschwerden, Übelkeit

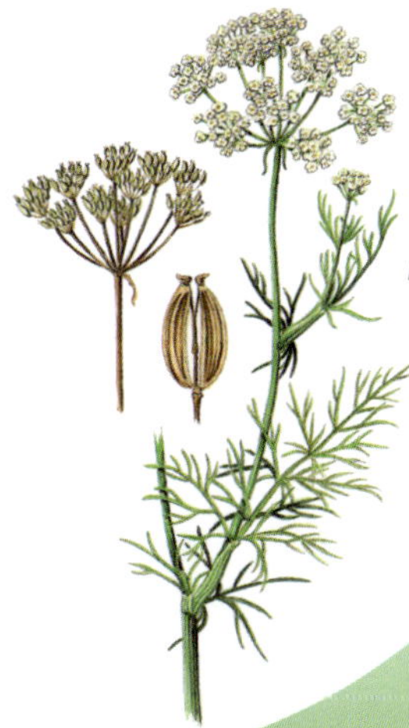

Kümmel

Kümmel, Pfeffer, Bibernell und Semmelmehl lässt sich auch gut zu einer Brotsuppe gegen Magen- und Darmbeschwerden bereiten, wobei der Pflanzenbrei am besten mit einem Eidotter zu einem kleinen Klößchen verbunden wird.

Lavendel *(Lavandula angustifolia)*

Familie: Lamiaceae/Labiatae (Lippenblütler)

Weitere Namen: Narde, Kleiner Speik

Heimat: Mittelmeerraum

Größe: bis 60 cm hoher Halbstrauch

Typische Kennzeichen: lanzettliche Blätter und kräftig duftende Blüten

Helfer bei: Leber- und Lungenbeschwerden, Insektenplage

Seite 211:
Nach Hildegard hilft Lavendelwein gegen Schmerzen in der Leber und der Lunge.

Lavendel wächst mit schmalen, silbergrau behaarten, aromatischen Blättern. Ab Juli erscheinen die duftenden Blüten an lang gestielten Ähren. Die Pflanze ist reich an ätherischem Öl, Saponinen sowie Gerb- und Bitterstoffen.
Hildegard: „Der wilde Lavendel ist warm und trocken, und seine Wärme ist gesund. Wer Lavendel mit Wein kocht, oder, wenn er keinen Wein hat, mit Honig und Wasser kocht und so lau oft trinkt, der mildert den Schmerz in der Leber und in der Lunge."
Anwendungen heute: Häufig werden heute noch Lavendelkissen in den Wäscheschrank gehängt – wegen des Duftes, ebenso zur Abwehr von Insekten. Zur Milderung von Lungen- und Leberbeschwerden werden die frischen Blüten in Weißwein aufgekocht und mit Honig angereichert, der Sud wird abgeschäumt und heiß in Fläschchen abgefüllt. Empfehlung: Vor dem Schlafengehen jeweils 1 Likörglas voll trinken.

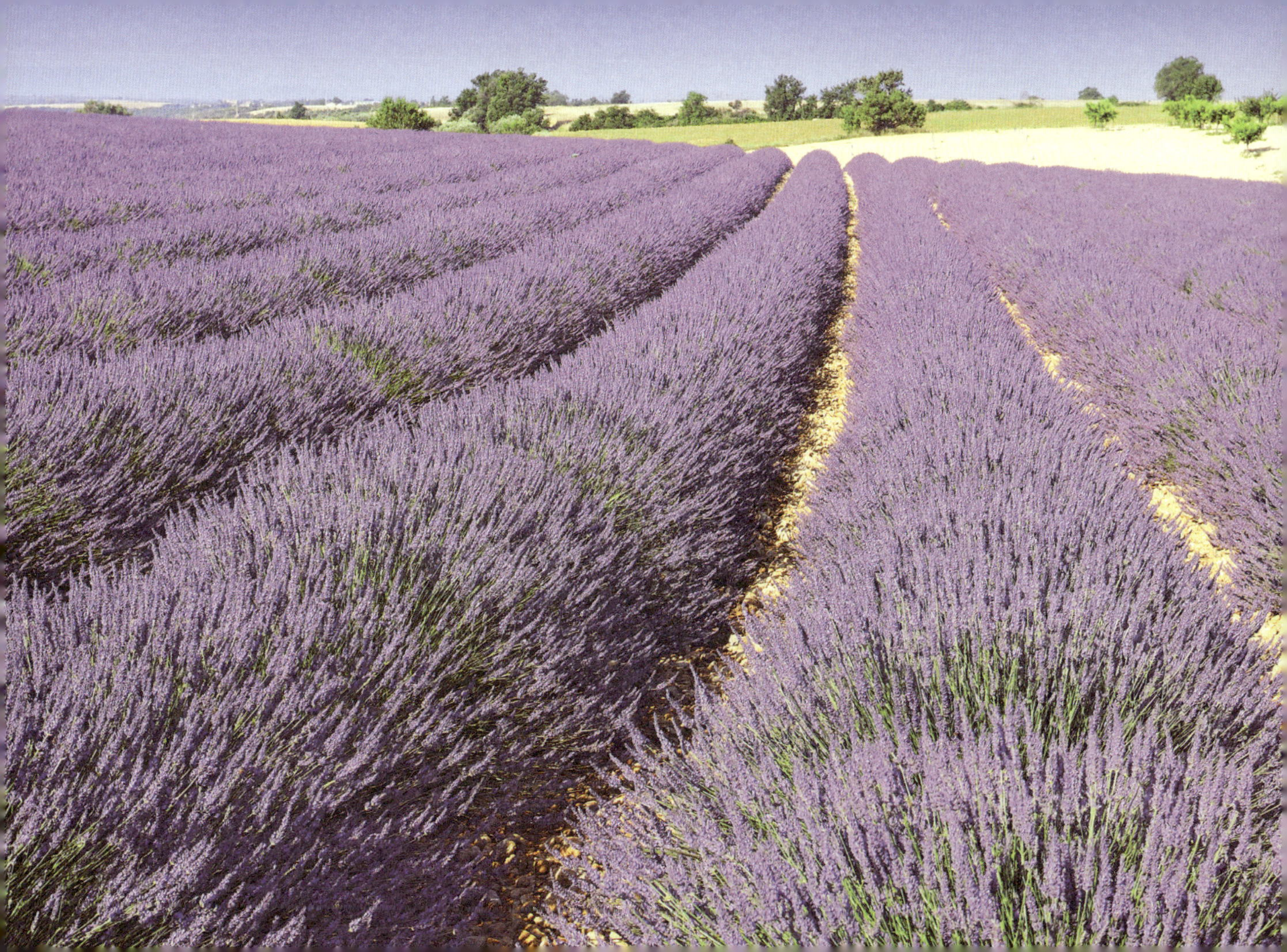

Familie: Linaceae (Leingewächse)

Weitere Namen: Flachs, Dreschlein

Heimat: wahrscheinlich aus der mediterranen Art *Linum bienne* kultiviert

Größe: bis 60 cm hohe, einjährige Pflanze

Typische Kennzeichen: ovale Samen in rundlichen Kapseln

Helfer bei: Verbrennungen, Gürtelrose, Furunkeln

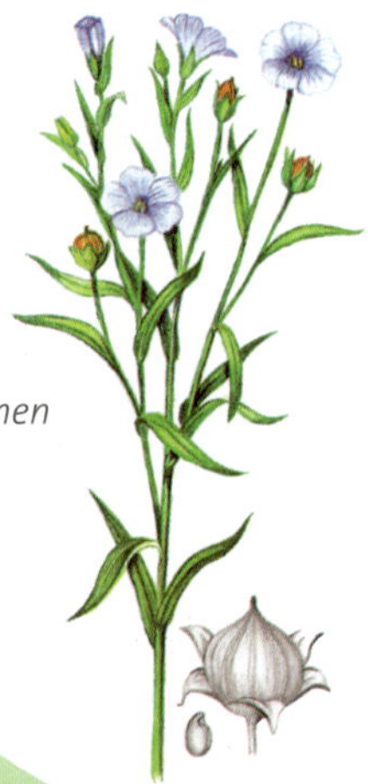

Leinsamen

Leinsamen *(Linum usitatissimum)*

Charakteristisch für den Leinsamen sind seine tiefblauen Blüten, ein faseriger Stängel und schmale Blätter. Der wichtigste Wirkstoff ist der hohe Schleimgehalt.

Hildegard: „Der Leinsamen ist warm und taugt nicht zum Essen. Aber wer in der Seite Schmerzen hat, der koche Leinsamen in Wasser, und er tauche ein leinenes Tuch in jenes warme Wasser ein, und ohne jenen Samen lege er das Tuch oft auf seine Seite, und jener Schmerz, obwohl er stark ist, wird gemildert und lässt nach ...

Und wer irgendwo an seinem Körper vom Feuer gebrannt wurde, der koche stark Leinsamen in Wasser, und er tauche ein leinenes Tuch in Wasser und lege es warm auf jene Stelle, wo er gebrannt wurde, und es zieht die Verbrennung heraus."

Anwendungen heute: Als Grundsubstanz verwendet man heute 1 Tasse Leinsamenkörner, die mit 3 Tassen Wasser aufgekocht werden. Der Schleim, der sich bildet, wird heiß abgeseiht, der Extrakt heiß in Flaschen abgefüllt. Bei Verbrennungen und Gürtelrosen legt man den Extrakt lauwarm mit einem Leinentuch auf die entsprechenden Stellen auf. Der Extrakt sollte als Brandsalbe in keiner Hausapotheke fehlen.

Liebstöckel *(Levisticum officinale)*

Liebstöckel wird wegen seines typischen Geruchs oft auch als „Maggikraut“ bezeichnet. Er hat grüne, leicht gezackte Blätter und ist ein Gewächs, das einen Meter Höhe und mehr erreicht.

Hildegard: „Wenn ein Mensch an Drüsen am Hals Schmerzen hat, sodass die Halsadern aufgebläht sind, dann nehme er Liebstöckel und etwas mehr Gundelrebe, und er koche das gleichzeitig in Wasser. Nach Ausgießen des Wassers lege er das warm um den Hals, weil seine Halsadern übermäßig auseinandergezogen sind, und er wird geheilt werden.

Wenn jemand hustet, sodass er in der Brust Schmerz zu empfinden beginnt, nehme er Liebstöckel und Salbei auf gleiche Weise und Fenchel zweimal so viel wie diese zwei, und er lege das gleichzeitig so lange in guten Wein, bis dieser Wein den Geschmack davon annimmt, und dann, nach Wegwerfen der Kräutlein, wärme er diesen Wein, und er trinke ihn warm nach dem Essen, bis er geheilt ist.“

Anwendungen heute: Bei Schilddrüsenschwellungen legt man den Pflanzenbrei, der aus dem gekochten Frischkraut ausgepresst wird, in ein Leinentuch und bindet es auf die entsprechenden Stellen am Hals. In Verbindung mit Gundelrebe

Familie: Apiaceae/Umbelliferaceae (Doldenblütler)

Weitere Namen: Maggikraut, Leberkraut

Heimat: Südeuropa und Südwestasien

Größe: bis 2 m hohe, ausdauernde Pflanze

Typische Kennzeichen: hohler, zylindrischer Stängel

Helfer bei: Schilddrüsenschwellungen

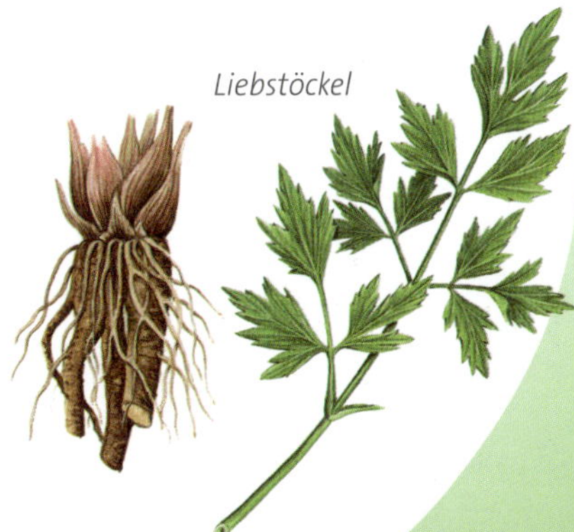

Liebstöckel

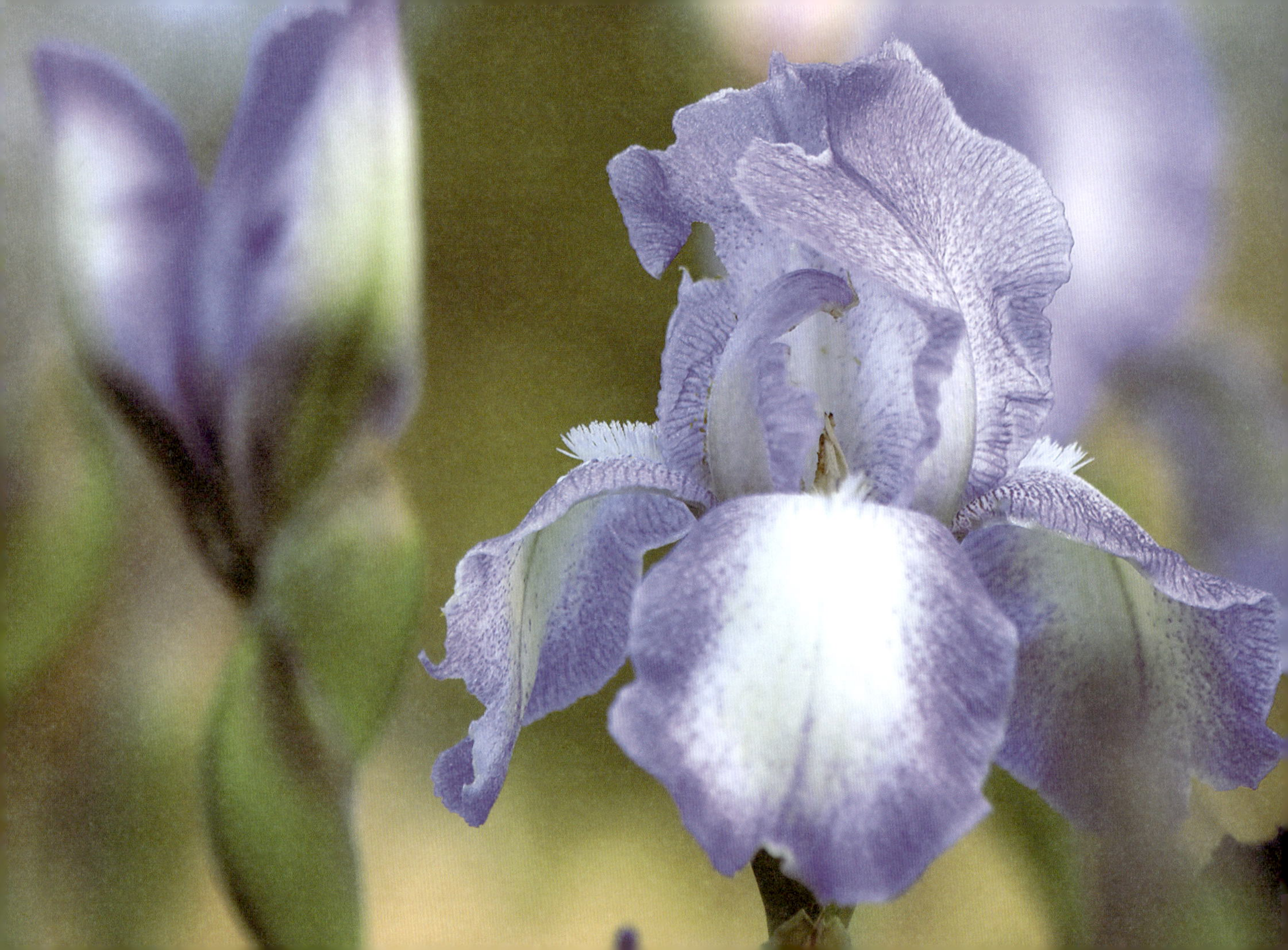

nimmt man 2 Handvoll Kräuter in 1 Liter Wasser und lässt es 2 bis 3 Minuten kochen. Danach das Wasser wegschütten und die warmen Kräuter um den Hals binden. Diese Anwendung sollte nur unter ärztlicher Kontrolle erfolgen.

Lilie *(Iris versicolor)*

Die Liliengewächse gehören zu den einkeimblättrigen Pflanzen mit Zwiebeln, großen Blüten und stumpf dreiseitiger Fruchtkapsel. Die Samen sind flach.

Hildegard: „Die Lilie ist mehr kalt als warm. Nimm daher den Kopf einer Lilienwurzel und zerstoße ihn stark mit altem Fett. Dann zerlasse es in einer Schüssel und gib es in ein Gefäß. Wer dann die weiße Lepra (Hautausschläge) hat, den salbe oft damit, nachdem die Salbe zuvor erwärmt wurde, und er wird geheilt werden. Die rote Lepra (Schuppenflechte) kann ähnlich geheilt werden. Wer sie hat, der trinke oft Ziegenmilch, und die rote Lepra verschwindet vollständig. Und dann nehme er den Stängel und die Blätter von Lilien und zerstoße sie und drücke ihren Saft aus und knete diesen ihren Saft gleichzeitig mit Fett, und wo er am Körper vom Ausschlag Schmerzen hat, dort salbe er sich. Ziegenmilch trinke er immer. Auch der Duft des ersten Aufbre-

Familie: Iridaceae (Schwertliliengewächse)

Weitere Namen: Buntfarbige Schwertlilie

Heimat: Nordamerika

Größe: bis 1 m hohe, ausdauernde Pflanze

Typische Kennzeichen: schwertförmige Blätter und blauviolette, hübsch gezeichnete Blüten

Helfer bei: Hautausschlägen, Akne, Ekzemen, Beulen, Trübsinn, wirkt harntreibend

Seite 214:
Lilien sind schöne Schnittblumen, werden aber auch in der Hildegardmedizin zur Heilung angewendet.

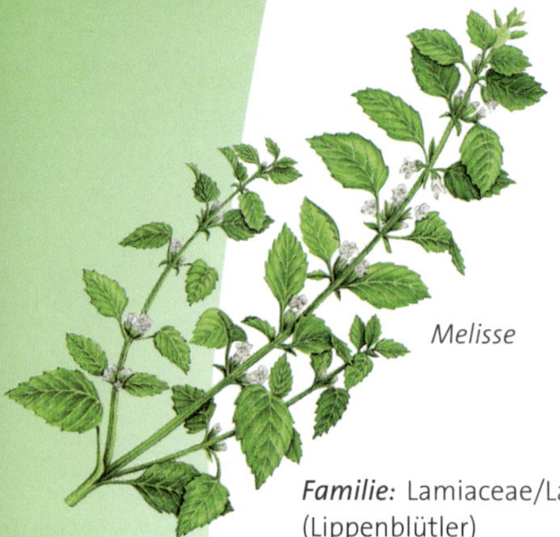

Melisse

Familie: Lamiaceae/Labiatae (Lippenblütler)

Weitere Namen: Zitronenmelisse, Bienenkraut, Frauenwohl

Heimat: Mittelmeergebiet und Westasien

Größe: bis zu 1,5 m hohe, ausdauernde Pflanze

Typische Kennzeichen: zitronenartiger Geruch und Geschmack

Helfer bei: Müdigkeit, helle Hornhautflecken im Auge, Traurigkeit

chens, das heißt der Lilienblüte, und auch der Duft ihrer Blumen erfreut das Herz des Menschen und bereitet ihm richtige Gedanken."

Anwendungen heute: Gegen Hautausschläge und Beulen eignet sich vor allem die Lilie als Salbe. Hierfür wird die Lilienwurzel zerrieben und mit Schweinefett zur Salbe verarbeitet. Die entsprechenden Stellen sollten möglichst oft, aber nur hauchdünn bestrichen werden. Bei trüben Gedanken hilft oft schon das Riechen und Aufnehmen des Blütenduftes.

Melisse *(Melissa officinalis)*

Die Melisse zählt zur Familie der Lippenblütler und wächst in bis zu 80 Zentimeter hohen Büscheln. Die weißen, manchmal auch zartrosa Blüten riechen leicht nach Zitrone. Es werden hauptsächlich die Blätter der Melisse als Arzneimittel verwendet. Die Hauptwirkstoffe sind ätherische Öle.

Hildegard: „Die Melisse ist warm. Ein Mensch, der sie isst, lacht gern, weil ihre Wärme die Milz berührt und daher das Herz erfreut wird. Aber wem das Weiße im Auge wächst, der reiße sie mit der Wurzel aus der Erde, und die eben entwurzelte Pflanze lege er über Nacht in das Wasser einer sprudelnden Quelle.

Dann erwärme er die Pflanze in einer Schüssel, nachdem sie aus dem Wasser genommen ist. Und so warm lege er sie auf dieses Auge. Und dies tue er während drei Nächten, und das Weiße in seinem Auge wird geheilt werden und verschwinden."

Anwendungen heute: Zur äußerlichen Anwendung als Pflanzenbrei oder Tinktur ist die Pflanze ein gutes Mittel gegen Neuralgien, Müdigkeit und Migräne. Kocht man das Frischkraut auf – 1 Esslöffel auf ½ Liter Wasser –, ist die Melisse, im Winter warm und im Sommer kalt getrunken, mit etwas Zitrone eine ausgezeichnete Erfrischung. Für einen Augenwickel legt man die frische Pflanze über Nacht in kaltes Wasser, tränkt am nächsten Tag darin einen Leinenlappen und legt ihn auf die Augenlider.

Minze *(Mentha piperita)*

Die Minze zählt zur Familie der Lippenblütler und kommt in verschiedenen Arten vor, zum Beispiel als Wasserminze und Rossminze. Aus einem flachen Wurzelstock wachsen bis zu 80 Zentimeter hohe Stängel, die sich oben stark verzweigen. An ihnen sitzen die länglichen, gezähnten, kräftig grünen Blätter, die an Brennnesseln erinnern. Im Sommer bilden sich rosa bis violette Scheinähren.

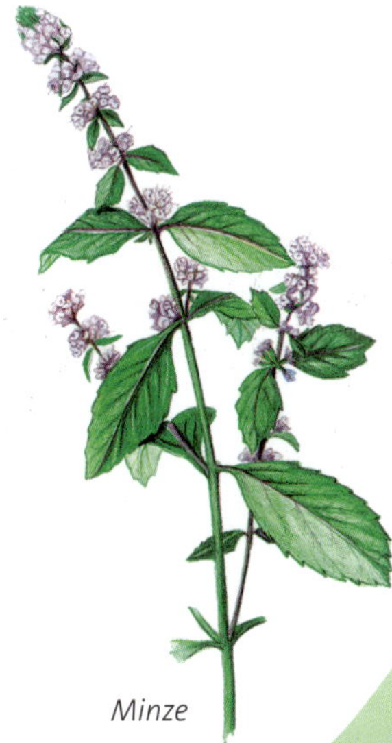

Minze

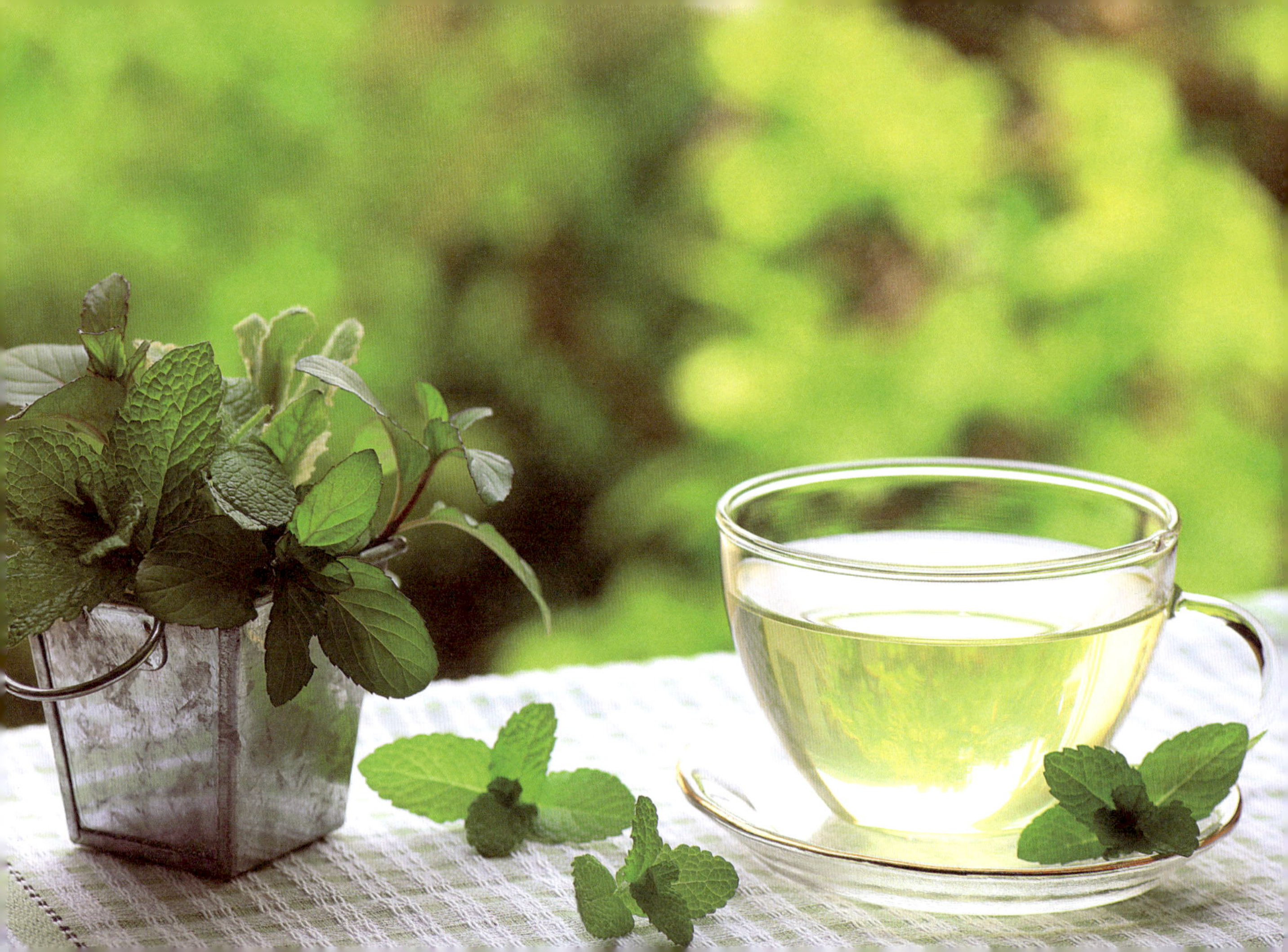

Hildegard: „Die Minze ist warm, aber doch etwas kalt und kann mäßig gegessen werden. Gegessen nützt sie dem Menschen nicht und schadet ihm auch nicht viel. Wenn sein Magen von vielen Speisen und Getränken beschwert wird und er daher dämpfig ist, dann esse er oft Minze roh oder gekocht mit Fleisch oder in Suppen oder in Mus gekocht, und die Dämpfigkeit (Völlegefühl) wird weichen, weil sie die fetten und warmen Eingeweide und seinen Speck etwas abkühlt und so die Dämpfigkeit etwas gemindert wird.

Wer von einer kranken Lunge dämpfig ist, der speit Schleim aus und hustet bei der geringsten Bewegung.

Wer vom Fett und von vielen Speisen und Getränken dämpfig ist, der atmet schwer und speit nicht Schleim. Und so wird unterschieden, und solche Minze werde gebraucht, wie vorhin gesagt wurde."

Anwendungen heute: In der Regel dient das Frischkraut der Minze als Gewürz für Speisen. Speziell zu Fleisch- und Fischgerichten gekocht lindert sie Verdauungs- und Atembeschwerden.

Bei Augengeschwüren empfiehlt sich ein Augenwickel, für den das Frischkraut zerstoßen und in ein Leinensäckchen eingebunden wird.

Familie: Lamiaceae/Labiatae (Lippenblütler)

Weitere Namen: Pfefferminze, Teeminze, Mutterkraut

Heimat: Kreuzung aus Grüner Minze *(Mentha spicata)* und Wasserminze *(Mentha aquatica)*

Größe: bis zu 80 cm hohe, ausdauernde Pflanze

Typische Kennzeichen: besonders starker Duft

Helfer bei: Atembeschwerden, Lungenbeschwerden, Völlegefühl, Augengeschwür

Seite 218:
Ein Tee aus frischer Minze schmeckt gut und dient der Verdauung ebenso wie Minze als Gewürz in Speisen.

Familie: Brassicaceae (Kreuzblütler)

Weiterer Name: Gartenkresse

Heimat: Zentralasien

Größe: bis 40 cm hohes, einjähriges Kraut

Typische Kennzeichen: Die Blätter sind im unteren Bereich länglich-eiförmig, an der Spitze gefiedert.

Helfer bei: Herzschwäche, krankem Magen, Traurigkeit, Augenschwäche

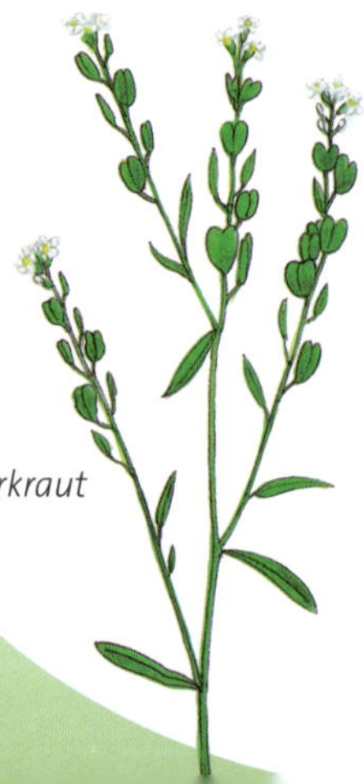

Pfefferkraut

Pfefferkraut *(Lepidium sativum)*

Das Pfefferkraut zählt zur Familie der Lippenblütler. Es wächst als niedriger Strauch mit graurötlichen Zweigen, die Blätter haben auffallend kurze Stiele, die Blüten sind leicht violett.

Hildegard: „Das Pfefferkraut ist warm und feucht. Diese Feuchtigkeit hat eine richtige Mischung in sich, und das Pfefferkraut ist für Gesunde und Kranke gut und nützlich zu essen. Und das, was sauer, das heißt, was bitter in ihm ist, greift den Menschen innerlich nicht an, sondern heilt ihn. Und ein Mensch, der ein schwaches Herz und einen kranken Magen hat, esse es roh, und es stärkt ihn. Aber auch wer einen traurigen Sinn hat, den macht es froh, wenn er es isst. Und auch gegessen heilt es die Augen des Menschen und macht sie klar."

Anwendungen heute: Vorwiegend dient frisches Pfefferkraut heute als Würze zu schwer verdaulichen Gemüsen.

Früher wurde das Pfefferkraut auch zur Aromatisierung von Butter verwendet – heute werden damit schwer verdauliche Gemüsegerichte gewürzt.

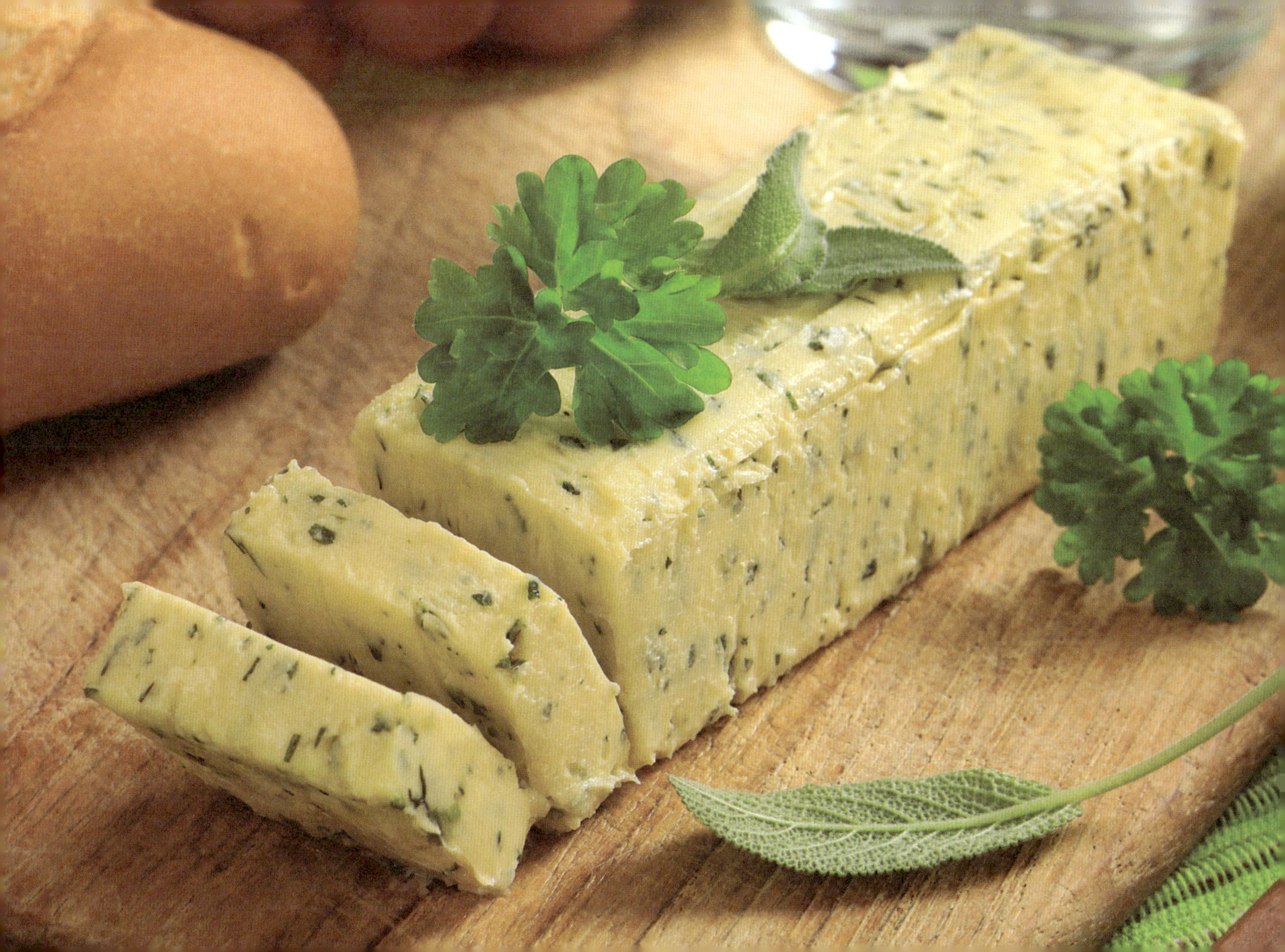

Familie: Lamiaceae/Labiatae (Lippenblütler)

Weitere Namen: Feldkümmel, Sandthymian, Geißmajoran

Heimat: Europa

Größe: bis 10 cm hoher Kleinstrauch

Typische Kennzeichen: Blätter mit zahlreichen Drüsen und lang behaartem Stiel

Helfer bei: Hautallergien, Darmerkrankungen

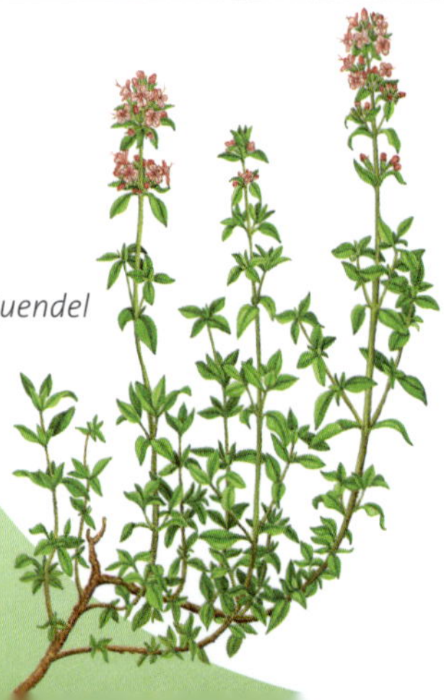

Quendel

Quendel *(Thymus serpyllum)*

Der Quendel ist ebenfalls ein Lippenblütler und auch als Wilder Thymian bekannt. Charakteristisch sind das rankenartig angelegte Gewächs, die in kleine blaurote Blüten unterteilten Blütenstände sowie kleine grüne Blättchen. Ätherische Öle, Bitter- und Gerbstoffe sind die wichtigsten Inhaltsstoffe des Krautes. Die ätherischen Öle wirken krampflösend und desinfizierend.

Hildegard: „Der Quendel ist warm und gemäßigt. Und ein Mensch, der krankes Fleisch des Körpers hat, sodass sein Fleisch wie die Krätze ausblüht, der esse oft Quendel entweder mit Fleisch oder im Mus gekocht, und das Fleisch seines Körpers wird innerlich geheilt und gereinigt werden. Und wenn das Gehirn krank und wie leer ist, dann pulverisiere er Quendel, und dieses Pulver vermische er mit Semmelmehl in Wasser, und daraus mache er Törtchen, und er esse sie oft, und sein Gehirn wird sich besser befinden."

Anwendungen heute: Quendel wird heute vor allem als Salbe gegen Hautallergien in Apotheken angeboten. Gegen Darmerkrankungen wird Quendel als Frischkraut, und zwar speziell als Würze zu Salaten und Fleisch, empfohlen.

Quitte *(Cydonia oblonga)*

Charakteristisch für den Quittenbaum sind seine große Härte und seine apfel- oder birnförmigen, grüngelben Früchte.

Hildegard: „Der Quittenbaum ist mehr kalt, und seine Frucht ist warm und trocken und hat eine gute Mischung in sich. Wenn sie reif ist, schadet sie roh genossen weder dem kranken noch dem gesunden Menschen, aber gekocht oder gebraten ist sie dem Kranken und dem Gesunden sehr bekömmlich. Denn wer gichtkrank ist, esse oft diese Frucht gekocht und gebraten, und sie unterdrückt die Gicht in ihm so, dass diese weder seine Sinne abstumpft, noch seine Glieder bricht, noch sie hilflos lässt."

Anwendungen heute: Bei Rheuma leistet die Quitte vorzügliche Hilfe. Zur inneren Anwendung wird die Frucht mit der Schale zu Mus gekocht und püriert. Das Kompott sollte man reichlich und, mit möglichst wenig Zucker, regelmäßig essen – am besten zu jeder Mahlzeit eine Schale. Bei Hautproblemen, zum Beispiel Decubitus (Wundliegen), werden nur die Kerne in Wasser zu Gelee gekocht; anschließend wird dieses direkt auf die Wunde aufgetragen und mit Mull oder Leinen abgedeckt.

Familie: Rosaceae (Rosengewächse)

Weitere Namen: Köttenbaum, Schmeckbirne

Heimat: Asien

Größe: bis 8 m hoher Baum

Typische Kennzeichen: große, süßlich riechende, gelbe Früchte

Helfer bei: Rheuma, Arterienverkalkung, Gicht, offener Haut

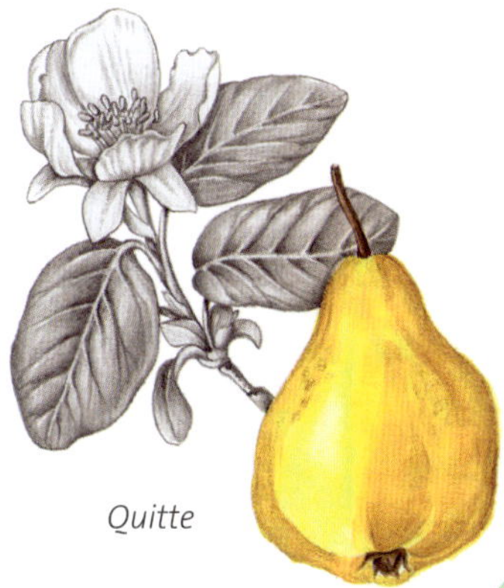

Quitte

Raute *(Artemisia abrotanum)*

Familie: Asteraceae/Compositae (Korbblütler)

Weitere Namen: Eberreis, Eberraute

Heimat: Asien

Größe: bis 1 m hohe, ausdauernde Pflanze

Typische Kennzeichen: zitronenartig duftende Blätter

Helfer bei: Krampfzuständen, depressiver Verstimmung, Nieren- und Lendenschmerzen sowie Verdauungsbeschwerden

Die Raute zählt zur Familie der Korbblütler. Ihre Blätter sind zwei- bis dreifach fein gefiedert und graugrün gefärbt. Sie verströmen einen herrlichen Zitronenduft. Der Gewürzstrauch wird bis zu 100 Zentimeter hoch. Die Blüten sind gelbgrün, die Frucht ist eine Kapsel. Ätherische Öle, Gerb- und Bitterstoffe verleihen ihm einen bitteren Geschmack.

Hildegard: „Die Raute wächst mehr aus dem starken und vollen Grün der Erde als von der Wärme. Und sie hat gemischte Wärme in sich, aber doch mehr Wärme. Sie ist stark an Kräften in der Feuchtigkeit, und sie ist gut gegen die trockenen Bitterkeiten, die in jenem Menschen wachsen, in dem die richtigen Säfte fehlen. Aber sie ist besser und üblicher roh als pulverisiert zu essen. Und wenn sie gegessen ist, unterdrückt sie die unrechte Hitze des Blutes im Menschen. Denn die Wärme der Raute vermindert die unrechte Wärme der Melancholie und mäßigt die unrechte Kälte der Melancholie. Und so wird es dem Menschen, der melancholisch ist, besser gehen, wenn er sie nach anderen Speisen isst. Aber auch wenn jemand eine andere Speise gegessen hat, esse er nachher Raute, und es schmerzt ihn weniger.

Auch ein Mensch, der triefende Augen hat, nehme Raute und zweimal so viel Salbei und zweimal so viel Kerbel wie Salbei, und er zerstoße diese Kräuter mäßig in einem Mörser, damit sie etwas Saft geben. Und dann tauche er die so zerquetschen Kräuter in Eiweiß, und abends, wenn er schlafen geht, lege er sie auf die Stirn bis zu beiden Schläfen, und sie ziehen die üblen Säfte heraus, wie wenn jemand aus einer Frucht Saft saugt.

Wer schwarze oder verdunkelte Augen hat, sodass es manchmal wie eine Wolke ist, und wenn er in den Augen wie neblig sieht, dann nehme er Rautensaft und zweimal so viel reine Flüssigkeit des Honigs und mische dazu etwas guten und klaren Wein, und er lege ein Stücklein Weizenbrot hinein, und er binde es nachts mit einem Tuch auf seine Augen. Und wenn ein Mensch bisweilen in den Nieren und in den Lenden Schmerzen hat, dann geschieht dies oft wegen einer Krankheit des Magens. Dann nehme dieser Mensch Raute und Wermut in gleichem Gewicht und füge mehr als diese Bärenfett bei. Dies zerstoße er gleichzeitig, und damit salbe er sich stark neben dem Feuer um die Nieren und seine Lenden, wo es ihn schmerzt."

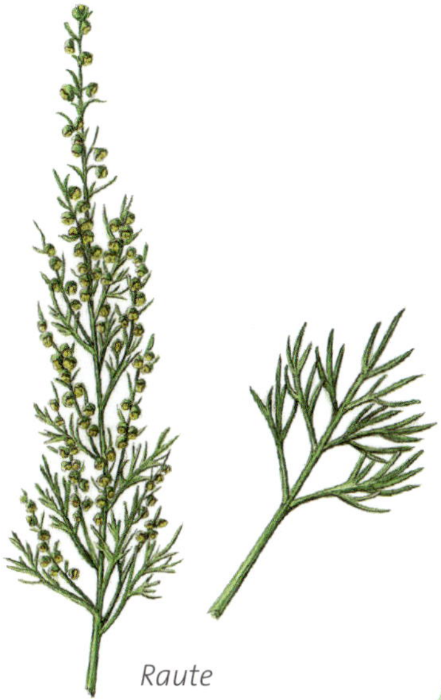

Raute

Anwendungen heute: Apotheken, die auf Hildegard-Medizin spezialisiert sind, halten zur Linderung der aufgeführten Beschwerden Heilmittel zur äußerlichen (Salben) und inneren Anwendung (Granulate) bereit.

- **Wichtiger Hinweis:** Da die Raute giftig ist, muss die Dosierung des Heilmittels vom Arzt festgelegt werden. Vor allem bei schwangeren Frauen ist Vorsicht geboten.

Rettich *(Raphanus sativus)*

Familie: Brassicaceae (Kreuzblütler)

Weitere Namen: Gartenrettich, Radi, Echter Rettich, Ackerrettich

Heimat: Kulturpflanze mit nicht genau bekannter Herkunft

Größe: bis 1 m hohe, ein- bis zweijährige Pflanze

Typische Kennzeichen: Pfahlwurzel und kleine, zumeist violette Blüten

Helfer bei: Gallenleiden, Husten und zur Unterstützung der Frühjahrskur

Der Rettich zählt zur Familie der Kreuzblütler. Er hat weiße, manchmal auch violette Blüten sowie grüne, buschige Blätter.

Hildegard: „Der Rettich ist mehr warm als kalt. Aber nachdem er ausgegraben ist, soll man ihn unter der Erde an einem feuchten Ort für zwei oder drei Tage liegen lassen, damit sein Grün gemäßigt werde, auf dass es umso besser sei zu essen. Und gegessen reinigt er das Gehirn und vermindert die schädlichen Säfte der Eingeweide. Wenn ein starker und fetter Mensch Rettich isst, heilt er ihn und reinigt ihn innerlich. Den Kranken aber und den am Körper Mageren schädigt er. Aber wenn ein Kranker ihn essen will, soll er ihn zuvor auf einem erhitzten Stein trocknen und pulverisieren, und diesem Pulver gebe er helles oder gebranntes Salz bei sowie Fenchelsamen, und so esse er ihn mit Brot, und seinen Unrat reinigt er innerlich. Wer viel Schleim in sich hat, pulverisiere Rettich so, und er koche Honig mit Wein und schütte dieses Pulver hinein, und etwas abgekühlt trinke er es nach dem Essen und nüchtern, und dieses Pulver wird ihn vom Schleim reinigen, und der Honig bewirkt, dass er nicht mager wird. Dass man ihn nach dem Essen wirken spürt, kommt daher, dass er die üblen Säfte und den Unrat aus dem Menschen austreibt."

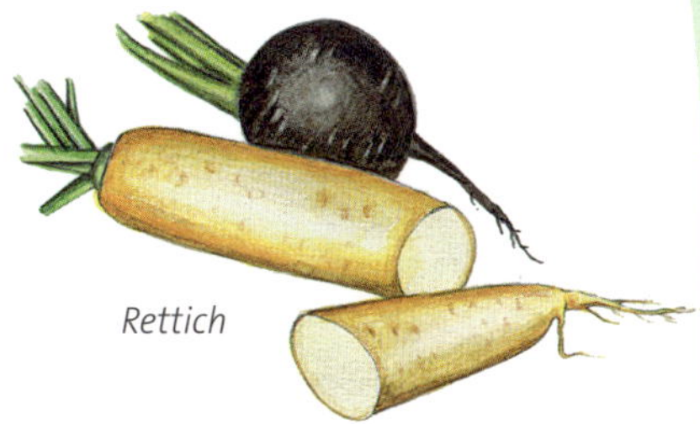
Rettich

Anwendungen heute: Vor allem zur Frühjahrskur ist der Rettich sehr zu empfehlen – zum Beispiel zur Entwässerung des Körpers, als Salat, gewürzt mit schwarzem Pfeffer oder Kubeben, zur leichteren Verdauung etwas Galgant beigegeben. Prinzipiell sollte alles Rohe gebeizt werden. Die getrockneten Rettichblätter, als Pulver zerrieben, eignen sich auch als Hustenmittel, wobei man 2 bis 3 Messerspitzen davon aufs Brot gibt.

Ringelblume *(Calendula officinalis)*

Die Ringelblume gehört zur Familie der Korbblütler. Charakteristisch ist ihre orange leuchtende Blüte, die die Pflanze auch optisch zu einer Bereicherung des Gartens macht.

Familie: Asteraceae/Compositae (Korbblütler)

Weitere Namen: Gartenringelblume, Ringelrose, Goldblume

Heimat: Südeuropa

Größe: bis 60 cm hohe, einjährige Pflanze

Typische Kennzeichen: große, leuchtend orange gefärbte Blüten

Helfer bei: Vergiftungen, Wunden, Entzündungen, Magenschmerzen

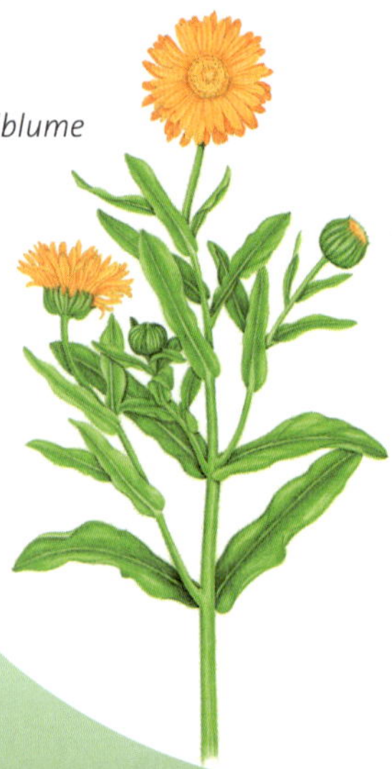

Ringelblume

Hildegard: „Die Ringelblume ist kalt und feucht und hat starke Grünkraft in sich. Sie ist gut gegen Gift. Denn wer Gift isst, oder wem es verabreicht wurde, der koche Ringelblume in Wasser, und nach dem Ausdrücken des Wassers lege er sie so warm auf seinen Magen, und sie erweicht das Gift, und es wird von ihm ausgeschieden. Dieser Mensch wärme alsbald guten Wein, und er lege genug Ringelblume hinein, und damit wärme er wiederum den Wein, und weil er Gift genommen hat, trinke er so jenen halbwarmen Wein, und er schnäuzt das Gift entweder aus der Nase aus, oder er wirft es durch den Schaum von sich aus. Und wer Grind am Kopf hat, der nehme Blüten und Blätter der Ringelblume, und er drücke den Saft davon aus, und dann bereite er mit diesem Saft und etwas Wasser und mit Semmelmehl einen Teig, und dann lasse er damit seinen ganzen Kopf mit Tuch und Mütze verbunden, bis es sich erwärmt und bis der Teig zerrissen wird. Dann nehme er ihn weg. Danach bereite er wiederum Teig auf gleiche Weise, und er lege ihn um seinen Kopf, und so tue er während neun Tagen. Und so oft er den Teig von seinem Kopf wegnimmt, so oft habe er eine Lauge aus Ringelblumensaft bereit, und er wasche seinen Kopf ebenso oft damit, und er wird geheilt werden."

Anwendungen heute: Der Sud der Ringelblume eignet sich vor allem gegen Schwellungen und Magenschmerzen. Zur Wundbehandlung ist in den Apotheken auch eine Salbe erhältlich, die aus Ringelblüten und Fett aufgekocht wurde. Bei leichteren Vergiftungen hat sich schon ein Sud bewährt. Diesen Sud gewinnt man, indem die Blüten in Wein eingelegt werden, dann erwärmt – nicht gekocht – und abgeseiht werden. Der Extrakt wird in kleinen Schlucken warm getrunken, und zwar täglich 1 bis 2 Likörgläser voll.

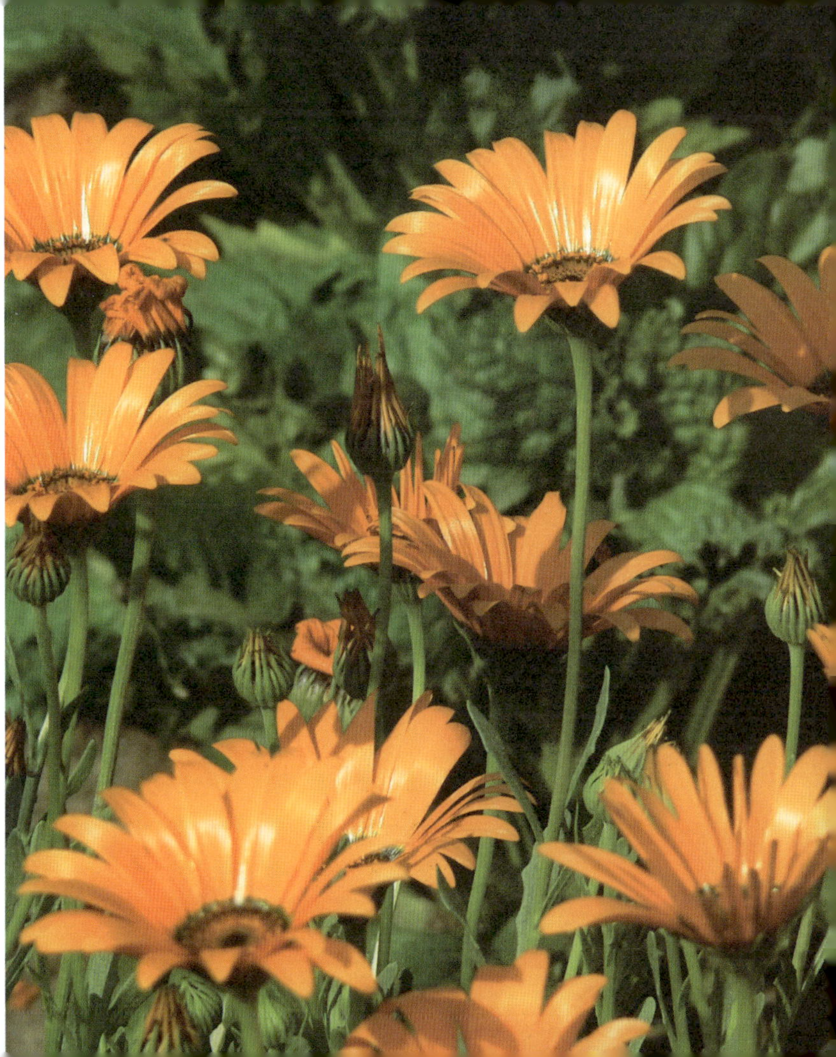

Die heilende Kraft der Ringelblumen wird noch heute in der Heilkunde und in der Kosmetik eingesetzt.

Familie: Rosaceae (Rosengewächse)

Weitere Namen: Essigrose, Französische Rose, Zuckerose

Heimat: Europa und Kleinasien

Größe: bis 1,5 m hohe, ausdauernde Pflanze

Typische Kennzeichen: Blätter haben einen gesägten Rand

Helfer bei: Geschwüren, Krämpfen, Augenentzündungen, Katarrh, Magen- und Darmbeschwerden

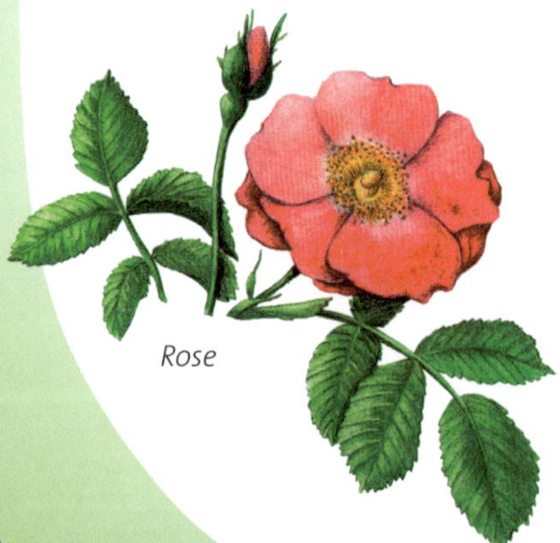

Rose

Rose *(Rosa gallica)*

Die Rose zählt zur Familie der Rosengewächse und ziert viele Gärten, Terrassen und Balkone. Weniger bekannt ist sie als Heilpflanze.

Hildegard: „Die Rose ist kalt, und diese Kälte hat eine nützliche Mischung in sich. Am frühen Morgen oder wenn der Tag schon angebrochen ist, nimm ein Rosenblatt, lege es auf deine Augen. Es zieht den Saft, das ist das Triefen, heraus und macht sie klar. Aber auch wer Geschwüre an seinem Körper hat, lege Rosenblätter darauf, und es zieht ihnen den Schleim heraus. Die Rose ist auch gut zu Getränken und zu Salben und zu allen Heilmitteln, wenn sie ihnen beigefügt wird. Diese Heilmittel sind umso besser, wenn ihnen etwas von der Rose beigefügt wird."

Anwendungen heute: Als Augenbad eignet sich das *Aqua rosae* (Rosenwasser), das mit einem Leinenlappen auf die Lider aufgetragen wird, ebenso wie als Tinktur gegen Krämpfe (täglich 1 bis 2 Teelöffel, ein- bis dreimal pro Tag). Das *Aqua rosae* ist in Apotheken auch als Salbe erhältlich.

In der Küche passen die Rosenblätter gut zu Salaten, Tee mit Rosenblüten wird von Kennern sehr geschätzt.

Salbei *(Salvia officinalis)*

Der Salbei kann kniehoch werden. Die blau blühende Pflanze ist oft im unteren Teil verholzt und fällt durch die Samtigkeit ihrer Blätter auf.

Hildegard: „Der Salbei ist von warmer und trockener Natur, und er wächst mehr infolge der Sonnenwärme als infolge der Feuchtigkeit der Erde.

Er ist nützlich gegen die kranken Säfte, weil er trocken ist. Denn roh und gekocht ist er gut für jenen zu essen, den schädliche Säfte plagen, weil er diese unterdrückt. Nimm Salbei, pulveresiere ihn und iss dieses Pulver mit Brot, und es vermindert den Überschuss der schlechten Säfte in dir.

Wenn eine Speise, die einen nassen Saft hat, dem Menschen im Kopf Schmerzen bereitet, dann nehme er Salbei und Majoran und Fenchel in gleichem Gewicht und mehr Andorn als das Gewicht von diesen, und dem zu Saft Zerstoßenen gebe er genügend Butter bei. Wenn er diese nicht hat, füge er Fett bei und mache daraus eine Salbe und salbe den Kopf, und es wird ihm besser gehen."

Familie: Lamiaceae/Labiatae (Lippenblütler)

Weitere Namen: Muskatellerkraut, Griechischer Tee

Heimat: Mittelmeerraum

Größe: bis 80 cm hoher, immergrüner Halbstrauch

Typische Kennzeichen: länglich-elliptische, filzig behaarte Blätter

Helfer bei: Hautunreinheiten, Harndrang, Galle- und Leberleiden, Nachtschweiß (Klimakterium), Appetitlosigkeit

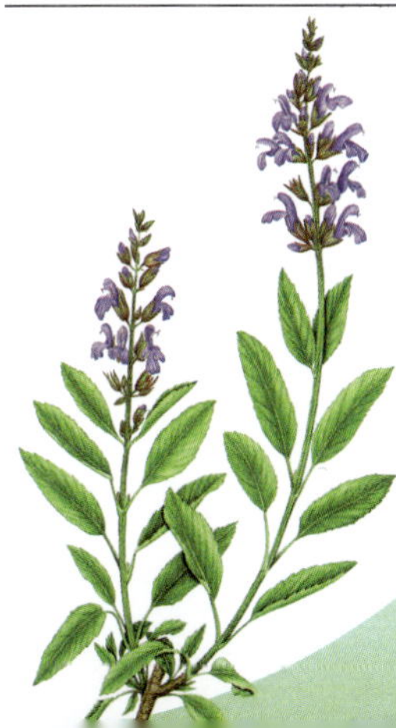

Salbei

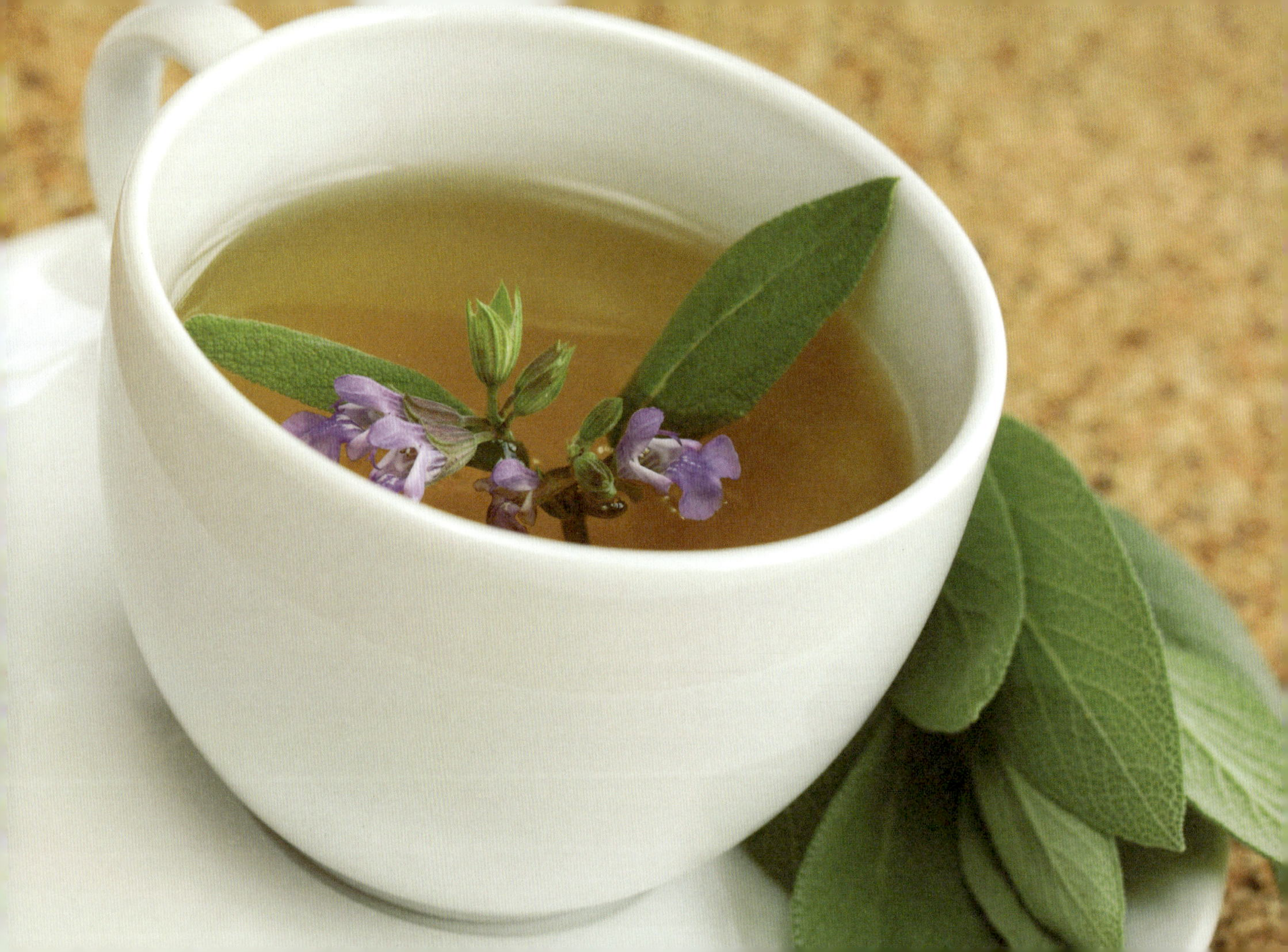

Wenn jemand den Urin wegen der Kälte des Magens nicht halten kann, dann koche er Salbei in Wasser und seihe es durch ein Tuch, und er trinke es oft warm, und er wird geheilt werden."

Anwendungen heute: Die Salbei-Tinktur ist in der Apotheke erhältlich und in erster Linie dazu gedacht, dem Nachtschweiß vorzubeugen, indem man damit die Achselhöhlen einreibt, Waschungen vornimmt oder Bäder anreichert. Bei Gallenleiden empfiehlt sich ein Tee, wobei man etwa 1 Teelöffel getrocknete und zerstoßene Blätter auf 1 Liter Wasser nimmt.

- **Wichtiger Hinweis:** Salbei nicht zu lange und übermäßig einsetzen, da es sonst zu Vergiftungen kommen kann. Ansonsten ist Salbei als Speisewürze auch bei Appetitlosigkeit unbedenklich. Bei Halsbeschwerden und Angina ist er ein gutes Gurgelmittel.

Salbei gegen Halsschmerzen und -entzündungen ist ein altbewährtes Hausmittel, nicht nur bei Hildegard von Bingen.

Familie: Asteraceae/Compositae (Korbblütler)

Weitere Namen: Gewöhnliche Schafgarbe, Bauchwehkraut, Feldgarbe

Heimat: Europa

Größe: bis 1 m hohe, ausdauernde Pflanze

Typische Kennzeichen: aromatisch duftende Staude mit weißen oder rosa Blütenköpfchen

Helfer bei: Blutergüssen, Verletzungen, schlecht heilenden inneren Wunden, Operationsnarben

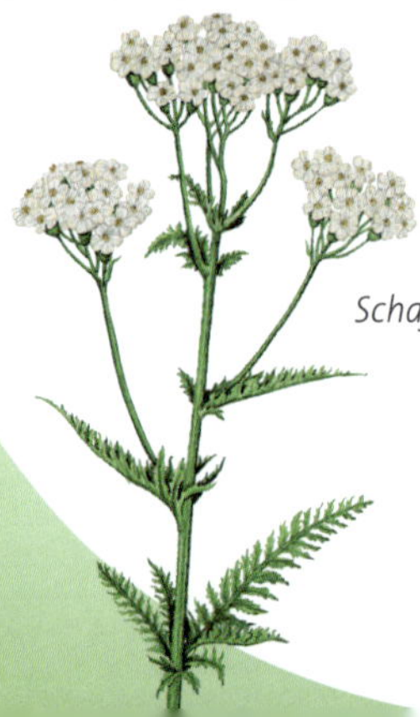

Schafgarbe

Schafgarbe *(Achillea millefolium)*

Die Schafgarbe – auch Feldgarbe genannt – gehört zur Familie der Korbblütler. Die zähe Pflanze wird kniehoch und ist an ihren weißen Blütenständen, den gefiederten Blättern und dem typischen Geruch gut zu erkennen.

Hildegard: „Die Schafgarbe ist etwas warm und trocken. Sie hat gesonderte und feine Kräfte für Wunden. Man wäscht die Wunde mit Wein, und es soll in Wasser mäßig gekochte Schafgarbe, nachdem das Wasser mäßig ausgepresst wurde, warm über jenes Tuch leicht gebunden werden, das auf der Wunde liegt. Die Schafgarbe nimmt der Wunde die Fäulnis und die Schwären, das heißt das Geschwür, und sie heilt die Wunde. Und so geschehe es oft, solange es nötig ist. Aber nachdem die Wunde begonnen hat, sich ein wenig zusammenzuziehen und zu heilen, dann soll nach Wegwerfen des Tuches und ohne das Tuch die Schafgarbe auf die Wunde gelegt werden, und sie wird umso gesünder und vollkommener geheilt."

Anwendungen heute: Schlecht heilende Wunden und Narben werden nach Hildegard noch heute oft mit einem Sud aus den in Wasser gekochten Blättern der Schafgarbe behandelt. Mit diesem Sud werden die Wunden vorher ausgewaschen. Bei offenen Wunden und Schürfungen ist in Apotheken Schafgarbenpulver erhältlich, das auf die Wunde aufgestreut und mit Mull abgedeckt wird.

Süßholz *(Glycyrrhiza glabra)*

Die Süßholz-Wurzel ist der Ausgangsstoff für den Lakritzenextrakt und wird auch im Heilbereich nur angereichert verwendet.

Hildegard: „Das Süßholz ist von gemäßigter Wärme und bereitet dem Menschen eine klare Stimme, auf welche Weise es auch immer gegessen wird. Es macht seinen Sinn mild, erhellt seine Augen und erweicht seinen Magen zur Verdauung. Aber auch dem Geisteskranken nützt es sehr, wenn er es oft isst, weil es die Wut, die in seinem Gehirn ist, auslöscht."

Anwendungen heute: Bei Heiserkeit wird das Süßholz – besser bekannt als Lakritze – in Plätzchenform gelutscht. Jeweils nach dem Essen 1 Teelöffel voll zu sich nehmen. Tee mit Süßholz wird zur Behandlung von Husten, Bronchitis und Magenbeschwerden empfohlen.

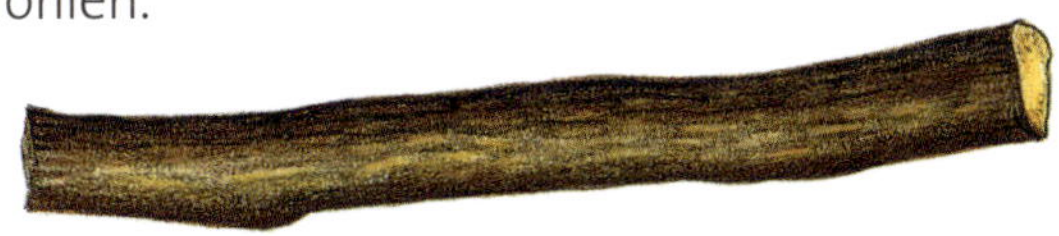

Familie: Fabaceae/Leguminosae (Hülsenfrüchtler)

Weitere Namen: Spanisches Süßholz, Hustenwurzel, Lakritzwurzel

Heimat: Europa und Südwestasien

Größe: bis 2 m hohe, ausdauernde Pflanze

Typische Kennzeichen: gelbe Wurzel mit einer braunen Rinde sowie gelbliche Blüten

Helfer bei: Heiserkeit, Magen-Darm-Erkrankungen

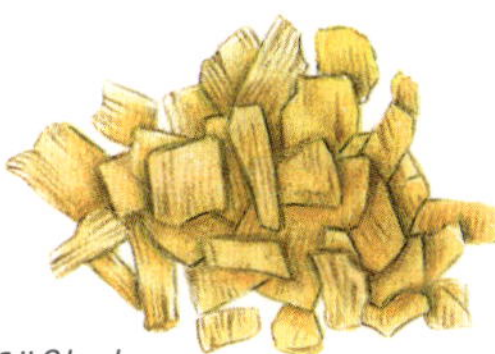

Süßholz

Familie: Plantaginaceae (Wegerichgewächse)

Weitere Namen: Wundwegerich

Heimat: Europa

Größe: bis 40 cm hohe, ausdauernde Pflanze

Typische Kennzeichen: lange lanzettliche, vorn zugespitzte Blätter

Helfer bei: Gicht, geschwollenen Drüsen, Seitenstechen, Insektenstichen, Knochenbrüchen

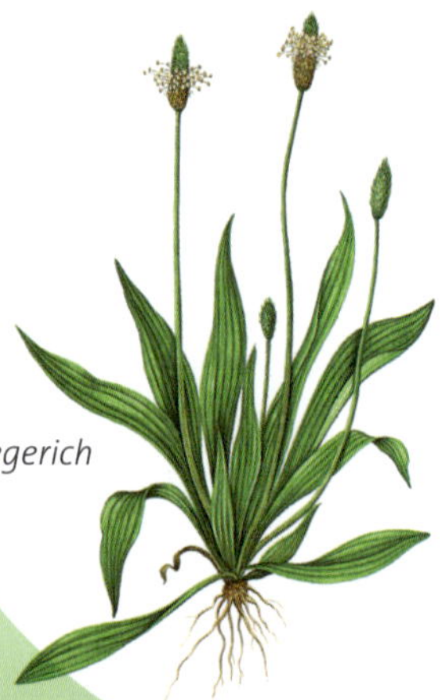

Wegerich

Wegerich *(Plantago lanceolata)*

Alle Wegericharten besitzen große, aufrechte Ährenstängel, die aus einer Rosette hervorwachsen.

Hildegard: „Der Wegerich ist warm und trocken. Nimm daher Wegerich und drücke seinen Saft aus, und nachdem er durch ein Tuch geseiht ist, mische ihn mit Wein oder Honig und gib ihm jenem zu trinken, der von der Gicht geplagt wird, und die Gicht wird weichen. Und wer von Stechen geplagt wird, der koche seine Blätter in Wasser, und nachdem das Wasser ausgedrückt ist, lege er diese warm auf die Stelle auf, wo es schmerzt, und das Stechen wird weichen

Wenn aber einem Menschen … ein Knochen durch einen Unfall zerbrochen wird, dann schneide er Wegerichwurzeln in Honig, und er esse es täglich nüchtern, und er koche auch mäßig die Blätter der grünen Malve und fünfmal so viel Blätter oder Wurzeln von Wegerich mit Wasser in einem neuen Topf, und er lege sie oft warm auf die Stelle, wo es schmerzt, und der gebrochene Knochen wird geheilt werden."

Anwendungen heute: Bei Knochenbrüchen bereitet man aus Wegerich einen Pflanzenbrei mit Honig und nimmt davon über längere Zeit drei- bis fünfmal täglich 1 Löffelspitze voll.

Der Frischsaft des Wegerich leistet gute Dienste, wenn er bei Insektenstichen aufgetragen wird. Bei Gicht und Seitenstechen reichert man diesen Saft mit Wein und Honig an und nimmt davon dreimal täglich 1 Likörglas voll.

Weinrebe *(Vitis vinifera)*

Die Weinrebe rankt aus einer tiefgründigen Wurzel. Oberirdisch ist im Ansatz ein gedrungener, knorriger Stamm erkennbar.

Hildegard: „Die Weinrebe hat feurige Wärme und Feuchtigkeit, aber jenes Feuer ist so stark, dass es ihren Saft zu einem anderen Geschmack umwandelt, als ihn andere Bäume oder andere Kräuter haben. Daher macht auch jenes große Feuer ihr Holz so trocken, dass es anderen Hölzern beinahe unähnlich ist.

Wenn jemand Geschwüre an seinem Körper hat oder verwundet wird, mische er reinen und guten Wein mit einem Drittel Baumöl. Wenn das Geschwür oder die Wunde schon am zweiten oder dritten Tag Fäulnis oder Schwärze zeigt, wenn das Geschwür oder die Wunde groß ist, soll er den vorgenannten Ölwein etwas wärmen und in ein leinenes Tuch eintauchen. Und mit dem so genetzten Tuch pflege er das Geschwür oder die Wunde, bis die Fäulnis abnimmt.

Familie: Vitaceae (Weinrebengewächse)

Weitere Namen: Weintraube, Weinstock

Heimat: vermutlich Kleinasien

Größe: verholzte, sommergrüne Kletterpflanze mit bis zu 30 m langen Trieben

Typische Kennzeichen: gelbe, grüne, rote oder schwarzviolette Trauben

Helfer bei: Ohren- und Kopfschmerzen, Stirnhöhlenkatarrh, Zahnfleischbluten

Wenn jemand trübe Augen hat, dann bestreiche er mit den Tropfen, die aus der Rebe beim Abschneiden des Schoßes fließen, seine Lider und lasse auch etwas ins Auge eindringen. Und das tue er oft, und das macht die Augen ohne Zweifel klar. Wenn das Rebenschoß zuerst von der Rebe abgeschnitten wird, sind jene Tropfen, die dann von morgens bis mittags aus jenem Einschnitt fließen, gut und nützlich für die Klarheit der Augen. Daher soll ein Mensch sie in ein Töpfchen auffangen und ihnen Olivenöl beigeben. Und wenn er Ohren- oder Kopfschmerzen hat, soll er sich damit salben, und es wird ihm besser gehen."

Anwendungen heute: In der Hildegard-Medizin wird die Weinrebe besonders geschätzt. Ein Extrakt, die „öligen Rebtropfen", werden zum Beispiel gegen Ohrenschmerzen angewendet, indem man die Stellen hinter und vor dem Ohr mit einigen Tropfen einreibt. Dasselbe gilt für die Schläfen und für die Stirn, die bei Kopfschmerzen eingerieben werden. Gegen Zahnfleischbluten halten Apotheken eine spezielle Zahnpasta bereit, die unter anderem aus der Rebasche gewonnen wird. Der Rebensaft pur (ebenfalls in der Apotheke erhältlich) wird oft bei trüben Augen angewendet, indem die Augenlider damit genetzt werden.

Seite 239: ***Die besonderen Eigenschaften der Weinreben und ihrer Früchte, der Trauben, wusste schon Hildegard von Bingen in ihrer Heilkunde zu schätzen.***

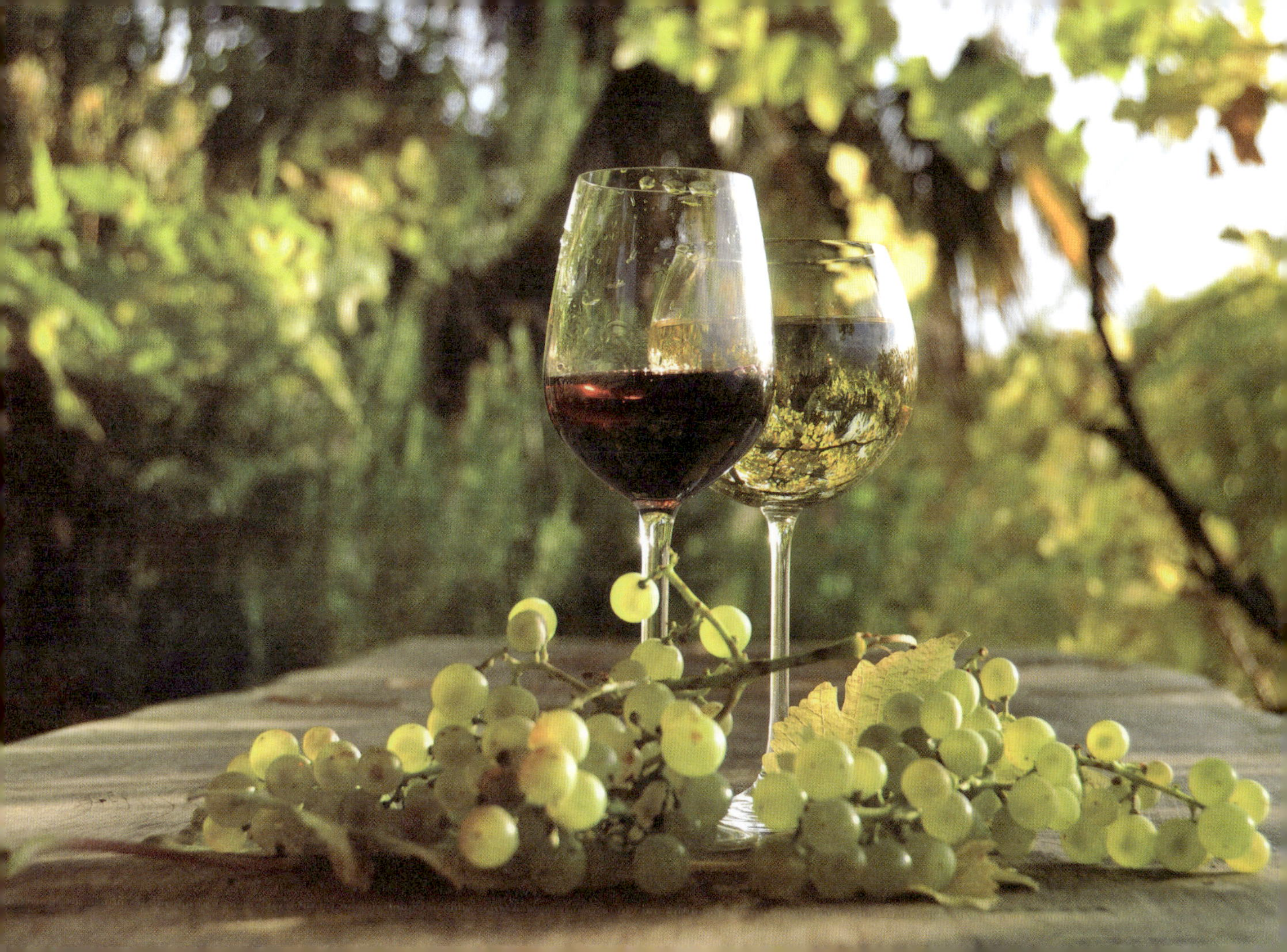

Familie: Asteraceae/Compositae (Korbblütler)

Weitere Namen: Absinth, Bitterer Beifuß

Heimat: Europa

Größe: ausdauernde, bis 1 m hohe Pflanze

Typische Kennzeichen: stark behaarte Blätter und ein sehr aromatischer Duft

Helfer bei: Erschöpfung, Arthrose, Arthritis, Verstopfung und bei der Frühjahrskur

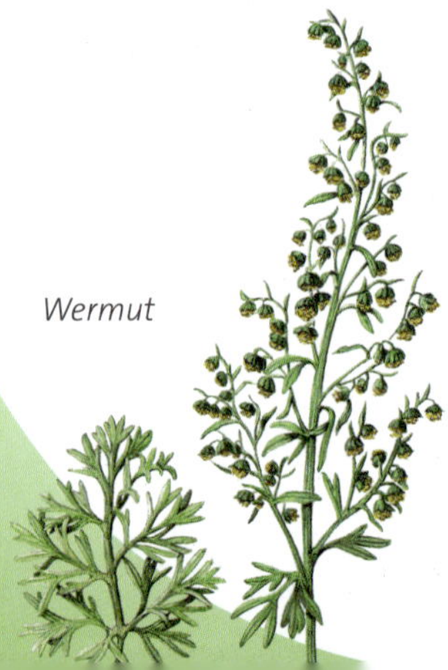

Wermut

Wermut *(Artemisia absinthium)*

Der Wermut gehört zur Familie der Korbblütler. Das Kraut wird hüfthoch und ist an seinem charakteristischen Duft, den gelben Blütenständen und den silbergrauen Blättern am besten zu erkennen.

Hildegard: „Der Wermut ist sehr warm und sehr kräftig und der wichtigste Meister gegen alle Erschöpfungen ... Und ein Mensch, der von sehr starker Gicht geplagt wird, sodass seine Glieder sogar zu zerbrechen drohen, den salbe mit Wermut, und er wird geheilt werden. Und wenn der Wermut frisch ist, zerstoß ihn und drücke seinen Saft durch ein Tuch, dann koch Wein mit Honig ein wenig und gieß diesen Saft in den Wein, sodass derselbe Saft den Wein und den Honig an Geschmack übertrifft ...

Trink dies nüchtern von Mai bis Oktober jeden dritten Tag, und es unterdrückt die Melancholie in dir, und es macht deine Augen klar, und es stärkt das Herz, und es lässt nicht zu, dass die Lunge krank wird. Es wärmt den Magen, es reinigt die Eingeweide, und es bereitet eine gute Verdauung ...“

Anwendungen heute: Generell dient der Wermut der inneren Reinigung des Körpers, speziell auch zur Frühjahrskur. Am besten eignen sich 20 Gramm Frischsaft der Wermutpflanze, der ½ Liter mit Honig abgekochter Weißwein zugesetzt wird. Empfehlung: Davon jeden dritten Tag morgens nüchtern 1 Likörglas voll trinken. Bei Arthritis und Arthrose hat sich eine spezielle Hirschmarksalbe bewährt, in der Wermut unter anderem mit Rosenöl angereichert ist. Die Salbe ist in der Apotheke erhältlich.

Ysop *(Hyssopus officinalis)*

Das Ysop-Kraut zählt zur Familie der Lippenblütler. Charakteristisch sind sein strenges Aroma und seine tiefblauen Blüten.

Hildegard: „Der Ysop ist von trockener Natur, gemäßigt warm und von so großer Kraft, dass sogar der Stein ihm nicht widerstehen kann, denn der Ysop wächst überall, wo er hingesät wird. Wenn man ihn oft isst, reinigt er den kranken und stinkenden Schaum der Säfte, wie die Wärme im Topf den Schaum aufwallen lässt, und der Ysop ist für alle Speisen nützlich. Gekocht ist er aber nützlicher, und pulverisiert ist er nützlicher als roh. Wer hustet und an der Leber Schmerzen hat, und wer dämpfig ist und an der Lunge leidet, von denen soll jeder Ysop entweder mit Fleisch oder mit Fett essen, und es wird ihm besser werden. Wenn aber einer Ysop nur dem Wein oder nur dem

Familie: Lamiaceae/Labiatae (Lippenblütler)

Weitere Namen: Bienenkraut, Eisenkraut

Heimat: Südosteuropa und Vorderasien

Größe: bis 60 cm hoher Strauch

Typische Kennzeichen: aromatisch duftende Blätter

Helfer bei: Nieren- und Gallensteinleiden

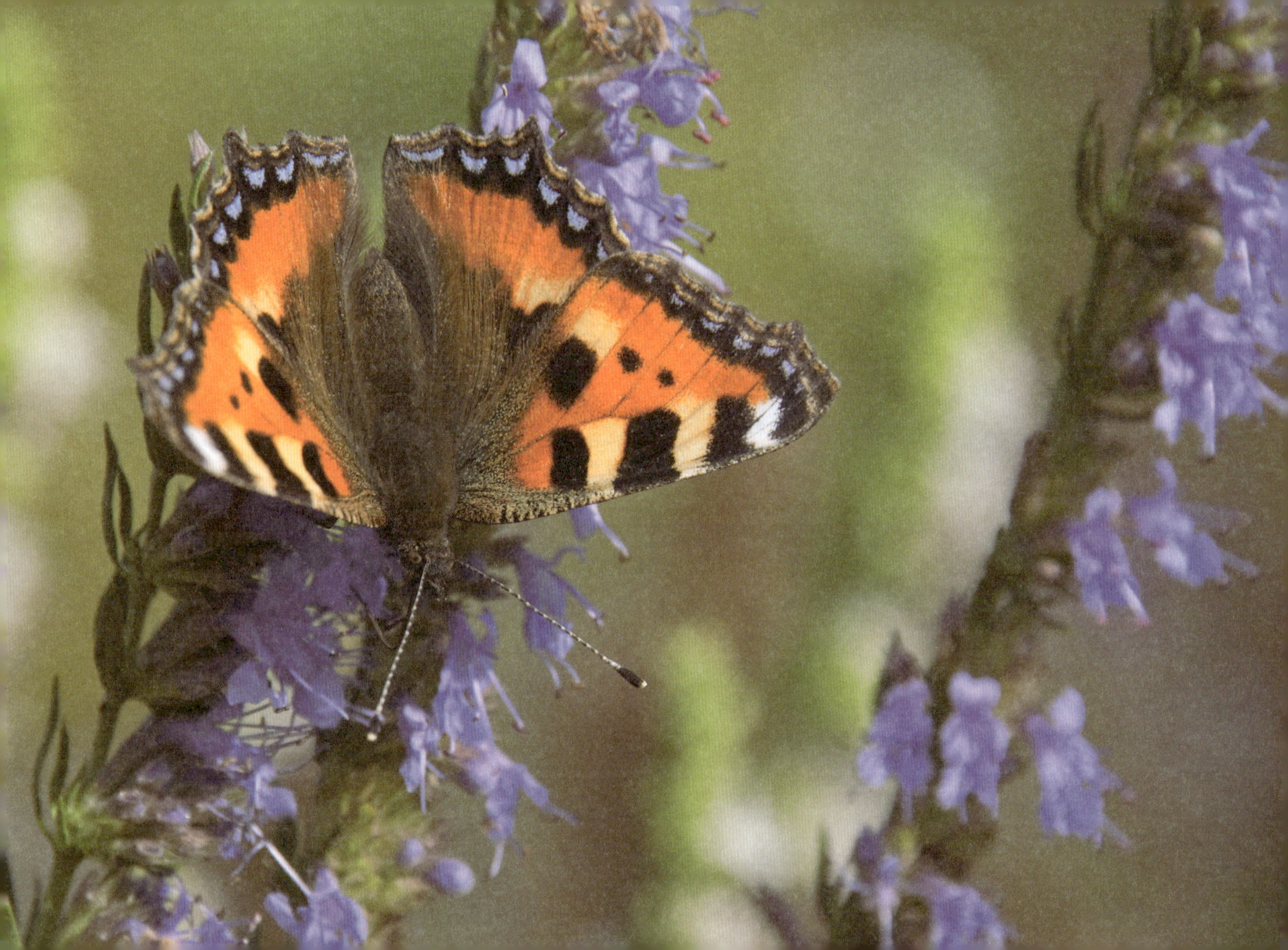

Wasser beifügt und ihn isst, wird er davon mehr geschädigt als gefördert werden."

Anwendungen heute: Ysop ist ein gutes Mittel gegen Nieren- und Gallensteinleiden; Praktiker der Hildegard-Medizin sprechen dem Ysop wegen seiner reinigenden Stärke auch eine krebshemmende Wirkung zu.

Zitwer *(Artemisia cina)*

Der Zitwer ist eine Beifußart und im Iran beheimatet. In der Hildegard Medizin werden vor allem die Blütenköpfchen verwendet.

Hildegard: „Der Zitwer ist mäßig warm und hat große Kraft in sich. Denn ein Mensch, der an seinen Gliedern zittert, das heißt bebt, und in dem die Kraft mangelt, der schneide Zitwer in Wein und füge etwas weniger Galgant bei. Dies koche er mit ein wenig Honig im Wein und trinke es so warm, das heißt lauwarm, und das Zittern weicht von ihm, und er erlangt die Kraft wieder. Wer viel Speichel und viel Schaum in sich hat, der

Familie: Asteraceae/Compositae (Korbblütler)

Weitere Namen: Meerstrand, Beifuß

Heimat: Europa und Asien

Größe: bis 1 m hoher Halbstrauch

Typische Kennzeichen: Die winzigen Blüten haben schuppige Kelchblätter.

Helfer bei: Gliederzittern (Parkinson), Kopfschmerzen, Migräne, Magenbeschwerden

Ysop lockt mit seinen blauen Blüten nicht nur Insekten an; Hildegard-Mediziner sprechen ihm eine krebshemmende Wirkung zu.

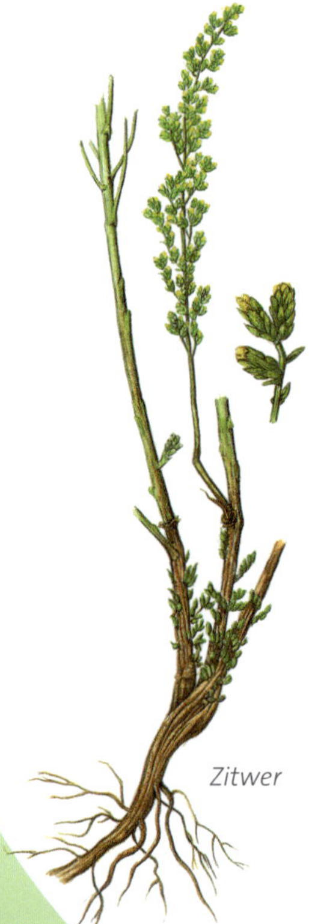

Zitwer

pulverisiere Zitwer und binde dieses Pulver in ein Tüchlein und lege es so in ein kleines Gefäß unter Eingießen von Wasser, damit das Wasser den Geschmack davon habe, und so lasse er es über Nacht im Wasser und trinke morgens oft davon nüchtern, und der Speichel und der Schaum wird weichen. Aber wer starke Kopfschmerzen hat, der befeuchte mit diesem in ein Tuch gebundenen und mit Wasser befeuchteten Pulver die Stirn und die Schläfen, und es wird ihm besser gehen. Und wem der Magen mit schlechten Speisen angefüllt und arg beschwert ist, der pulverisiere Zitwer und mache mit diesem Pulver und etwas Semmelmehl und Wasser ein Törtchen und koche es an der Sonne oder in dem fast kalten Ofen. Dann pulverisiere er das Törtchen, und er lecke dieses Pulver oft nüchtern und gegen Nacht, wenn er schlafen geht, und sein Magen wird weich."

Anwendungen heute: Die Wurzel des heute wenig bekannten Krautes wirkt vor allem in Verbindung mit Galgant. Für diese Mischung kocht man die Wurzel zusammen mit Galgant in Wein und gibt 1 Esslöffel Honig dazu. Empfehlung: Wie immer nach Rücksprache mit dem Arzt, der die Medikation festlegen sollte, zwei bis dreimal täglich lauwarm 1 Likörglas zu sich nehmen.

Zwergholunder *(Sambucus ebulus)*

Die Pflanze gehört zu den Geißblattgewächsen und besitzt einen Wurzelstock, aus dem eine krautig gefurchte Stängelröhre wächst, die eine Höhe von bis zu 1½ Metern erreichen kann. Die dunkelgrünen, gefiederten Blätter sind schmaler als beim schwarzen Holunder.

Hildegard: „Der Zwergholunder ist kalt und feucht und der Natur des Menschen entgegengesetzt, sodass, wenn irgendein Mensch ihn äße, ihm dies gefährlich wäre. Aber wenn einem Menschen von üblen Säften der Kopf wie ein Sturzbach tost, so soll der Zwergholunder kalt um seinen Kopf gewunden werden, und es wird ihm besser gehen."

Anwendungen heute: Zwergholunder dient der äußerlichen Anwendung und wird als Pflanzenbrei gegen Fuß- und Nagelpilz auf die Fußnägel gelegt. Dies sollte jedoch nur in Absprache mit einem Arzt geschehen, da der Zwergholunder giftig ist.

Familie: Caprifoliaceae (Geißblattgewächse)

Weitere Namen: Natterbeer, Feldholder

Heimat: Europa

Größe: bis 1,5 m hohe, ausdauernde Pflanze

Typische Kennzeichen: Die kleine Art besitzt einen kriechenden Wurzelstock und wächst stets in Gruppen.

Helfer bei: Fuß- und Nagelpilz

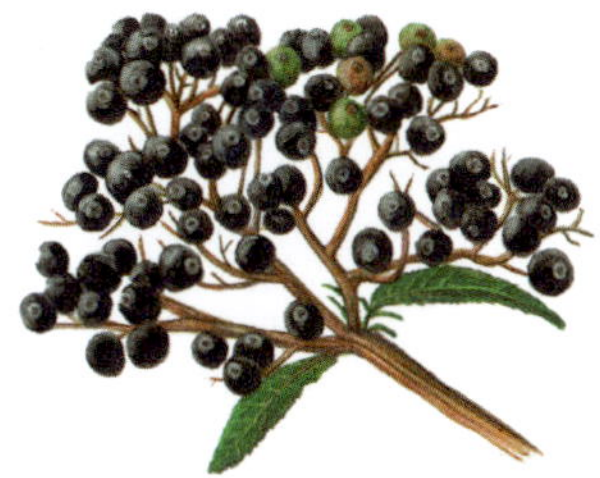

Zwergholunder

Quellen- und Literaturverzeichnis

Bäumer, Änne: Wisse die Wege. Leben und Werk Hildegards von Bingen, Frankfurt a. M. 1998

Breindl, Ellen: Das große Gesundheitsbuch der Hildegard von Bingen. Leben und Wirken einer bedeutenden Frau des Glaubens. Ratschläge und Rezepte für ein gesundes Leben, Aschaffenburg 1983

Haase-Hauptmann, Elke: Die Heilkräuter der Hildegard von Bingen, München 1997

Hales, Mick: Klostergärten, München 2000

Hertzka, Gottfried/Wighard Strehlow: Große Hildegard-Apotheke, Freiburg i. Br. 1989

Hertzka, Gottfried: Das Wunder der Hildegard-Medizin, Stein am Rhein 1991

Hertzka, Gottfried/Wighard, Strehlow: Handbuch der Hildegard-Medizin, Freiburg i. Br. 1996

Hildegard von Bingen: Naturkunde. Das Buch von dem inneren Wesen der verschiedenen Schöpfungen in der Natur. Herausgegeben und übersetzt von Peter Riethe, Salzburg 1959

Hildegard von Bingen: Heilkunde. Das Buch von dem Grund und Wesen und der Heilung der Krankheiten. Herausgegeben und übersetzt von Heinrich Schipperges, Salzburg 1984

Hildegard von Bingen: Heilmittel. Erste vollständige und wortgetreue Übersetzung. Übersetzt von Marie-Louise Portmann. Herausgeber: Basler Hildegard-Gesellschaft, Basel 1984

Kluge, Heidelore: Das große Hildegard von Bingen Buch. Die wichtigsten Lehren zu Ernährung, Gesundheit und Schönheit, Rastatt 1999

Müller, Irmgard: Die pflanzlichen Heilmittel bei Hildegard von Bingen, Freiburg i. Br. 1993

Pernoud, Régine: Hildegard von Bingen. Ihre Welt, ihr Wirken, ihre Vision, Freiburg i. Br. 1996

Pluta, Maren von: Hildegardmedizin. Sanfte Rezepte aus Gottes Natur, Niedernhausen 1997

Portmann, Marie-Louise: Heilige Hildegard – von der Heilkraft der Natur. Rezepte und Ratschläge nach der heiligen Hildegard von Bingen, Augsburg 1990

Schiller, Reinhard: Hildegard Pflanzenapotheke. Heilpflanzen für ein gesundes Leben. Rezepte zur Herstellung von natürlichen Medikamenten. Praktische Hinweise zur Selbstbehandlung, Augsburg 1991

Schipperges, Heinrich: Krankheitsursache, Krankheitswesen und Heilung in der Klostermedizin, dargestellt am Welt-Bild Hildegards von Bingen, Bonn 1951

Schipperges, Heinrich: Hildegard von Bingen, München 1997

Schulte-Uebbing, Claus: Heilige Hildegard Frauenheilkunde. Körper und Seele ganzheitlich behandeln, Augsburg 1995

Schweiger, Anita/Susanne Kammerer: Sanft vorbeugen und heilen mit Hildegard von Bingen. Die bewährten Heilpflanzenkuren zur Eigentherapie, Leipzig 1997

Strehlow, Wighard: Die Ernährungstherapie der heiligen Hildegard. Rezepte, Kuren und Diäten, Freiburg i. Br. 1990

Strehlow, Wighard: Hildegard-Heilkunde von A–Z. Kerngesund von Kopf bis Fuß, München 1993

Verzeichnis der Krankheiten und Anwendungen

Bildnachweis

Shutterstock.com: Oleksi Abramov, S. 22; AISPIX, S. 161; Galyna Andrushko, S. 44; Zvonimir Atletic, S. 7; BlueOrange Studio, S. 166; Bochkarev Photography, S. 173; Sylvie Bouchard, S. 155; Brandon Bourdages, S. 137; Linda Brotkorb, S. 195; Alexander Chaikin, S. 239; Barbara Dudzinska, S. 187; Tubol Evgeniya, S. 69; Gts, S. 182; Cristi Matei, S. 177; mathom, S. 201; mitzy, S. 13; Hartmut Morgenthal, S. 242; Gudrun Muenz, S. 156; Pavelk, S. 37; PHB CZ (Richard Semik), S. 19; photobar, S. 16; Reika, S. 218; Ivaschenko Roman, S. 229; Gina Sanders, S. 59; Elena Schweitzer, S. 205; studio vmg, S. 29; svehik, S. 232; Tobik, S. 221; Vacclav, S. 65; ventdusud, S. 211; Valentyn Volkov, S. 51; Lynn Whitt, S. 214
Farbige Pflanzenillustrationen: Marlene Passet unter Mitarbeit von Barbara Buccolini, Lena Bückert, Saskia Erman, Moritz Gemke, Belinda Kramer, Florian Mitgutsch, Otto Mitgutsch und Eva Schrüßner.